회춘의 묘약

연령고본단

회춘의 묘약 연령고본단

초판 1쇄 인쇄일_2016년 6월 6일
초판 1쇄 발행일_2016년 6월 6일

지은이_조경남
펴낸이_박은희
디자인_김시은

펴낸곳 | 도서출판 단샘
출판등록 | 제2011-18호
주소 | 경기도 안양시 동안구 비산동 1049-15 금호빌딩 3층
전화 | 031 386 7977
홈페이지 | www.dansaembook.com

ⓒ 조경남, 2016

값 10,000원

* 저자와 협의에 의해 인지는 생략합니다.
* 잘못된 책은 바꾸어 드립니다.

ISBN 9788996635970 03510

회춘의 묘약

연령고본단

[부록 장수의 명약 경옥고]

조경남 지음

도서출판 단샘

머리말

오랜만에 친구를 만나면 '구구팔팔' '이삼사'라는 말을 하면서 웃곤 한다. '99세까지 88(팔팔)하게 살고 2~3일 앓다가 4일째 죽자'라는 뜻이다. 이것도 모자라 최근에는 '백세인생'이라는 노래까지 유행하고 있다. 건강하게 오래 살고 싶은 마음을 누가 탓하랴! 사람은 영원히 살고픈 마음을 지니고 태어난 것이 분명하다.

삶이 원하는 대로 흘러간다면 얼마나 좋겠는가. 학업과 직장, 결혼, 자녀, 노후문제 등 무엇 하나 내 마음대로 되는 것이 없어 보이는, 그것이 인생이다. 건강은 어떠한가. 건강을 자부했던 사람, 바른 식생활을 실천하는 사람조차 병에 걸리는 현실이다.

필자는 오랜 세월 선현들의 지혜가 담겨 있는 연령고본단이라는 약을 모르는 이들을 위해 펜을 들었고, 연령고본단이 세상에 알려져 아픈 사람들에게 희망이 되기를 바라는 마음이다.

연령고본단은 기초체력과 면역력을 강화하는 약이다. 나이든 사람에게 좋은 약이지만 과로와 스트레스, 질병 때문에 몸이 극도로 허약해진 젊은 사람에게도 아주 좋은 효과가 있고 부작용도 거의 없는 약이다. 바른 식생활과 적절한 운동을 생활화 하면서 연령고본단을 꾸준하게 복용한다면 약해진 체력이 회복될 것이고 면역력이 떨어져서 치료되지 않던 병에서 해방될 것이다. 동의보감을 편찬한 허준선생님을 포함하여 건강의 지혜를 가르쳐준 선현들에게 깊이 감사드린다.

조경남 교수의 활동

MBN 천기누설에 출연하여 현장에서 약초를 설명하는 모습

조경남 교수는 매주 산행을 하면서 산야에 자라는 약초의 생태를 연구하기 때문에 이론은 물론 현장에서도 약초박사로 통한다.

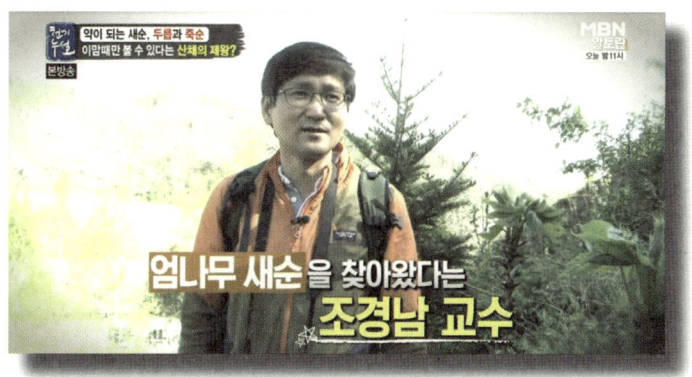

MBN 천기누설에 출연하여 약초에 대하여 자문하는 모습

약초에 대한 전문가이면서 일반인들이 약초를 이해하기 쉽도록 설명해주기 때문에 여러 방송국에서 자문을 요청한다.

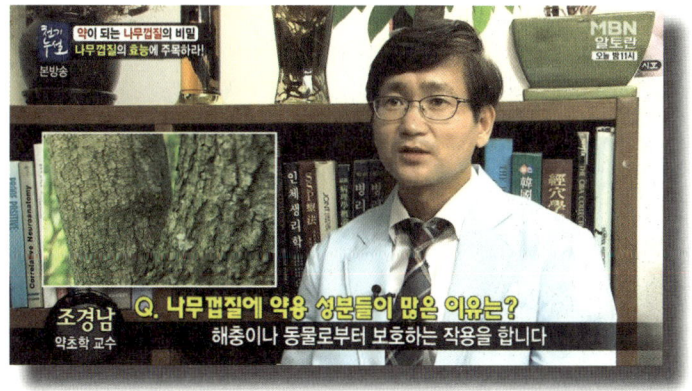

조경남 교수의 활동

경기도에서 주관하는 인터넷방송(경기도 평생학습 e-배움터 홈런)에서 약초강의를 하는 모습

약초를 처음 접하는 사람들을 위해 약초를 이해하는 방법을 알려주고 있다.

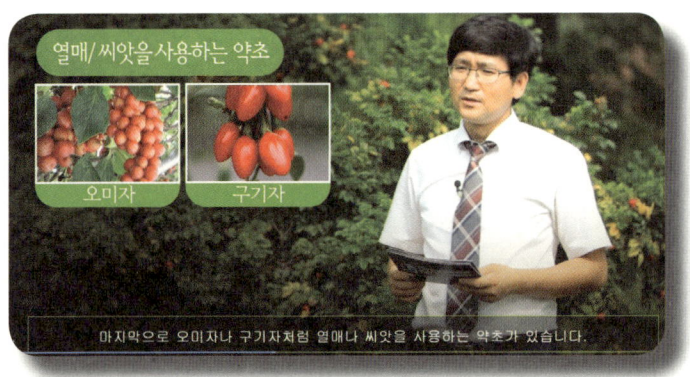

경기도에서 주관하는 인터넷방송(경기도 평생학습 e-배움터 홈런)에서 약초강의를 하는 모습

실물 약초를 보여주면서 현실감 있는 강의를 하고 있다.

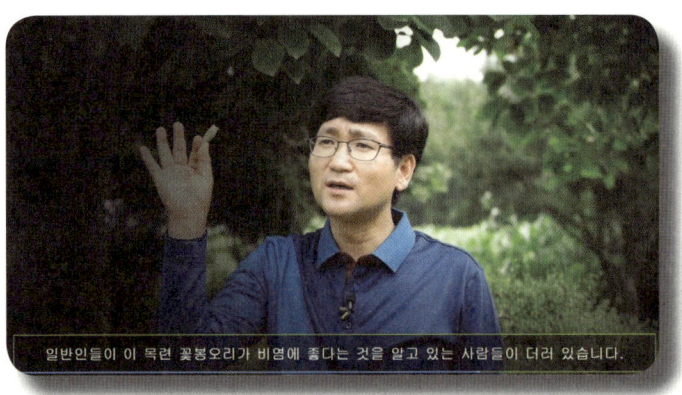

조경남 교수의 활동

조경남 교수는 정기적으로 실제 약초를 보여주면서 교육을 한다. 약초를 직접 보지 않으면 산행에서 약초를 구별하는 것이 쉽지 않기 때문이다. 아래 사진은 서울대학교 약초원에서 교육을 하는 장면이다.

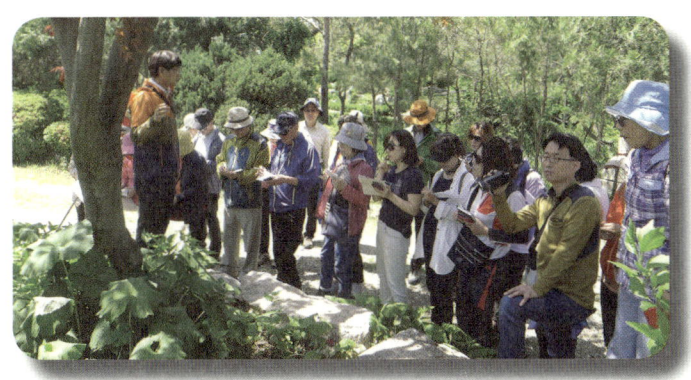

조경남 교수는 약초를 배우는 사람들과 함께 주기적으로 산행을 하면서 약초를 가르친다. 또한 재배가 가능한 약초를 선정하고 약초를 생활에 활용할 수 있는 방법에 대하여 꾸준히 연구하고 있다.

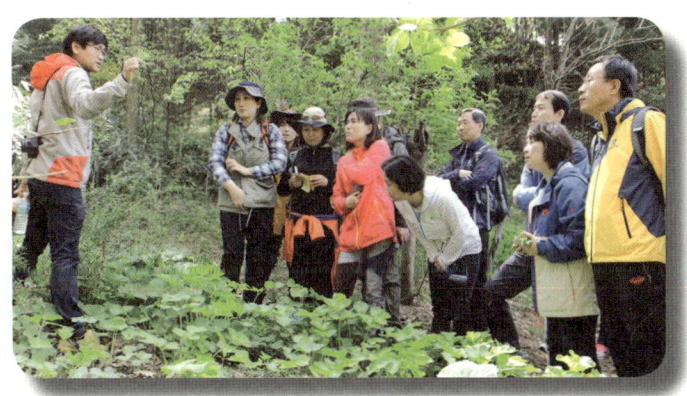

연령고본단에 들어가는 약초

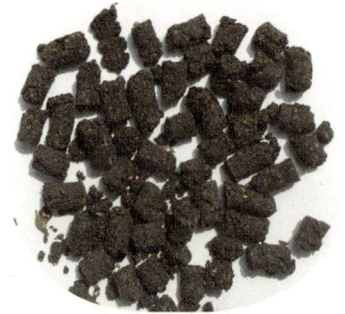
부러진 뼈를 붙이는 토사자

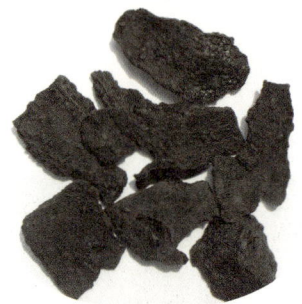
사막에서 나는 인삼 육종용

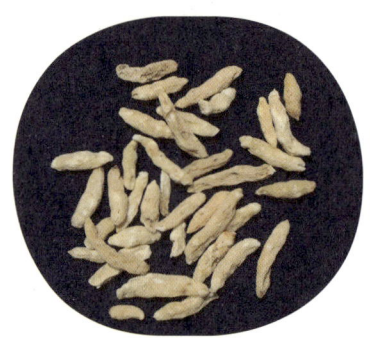
건조해지는 것을 막는 맥문동

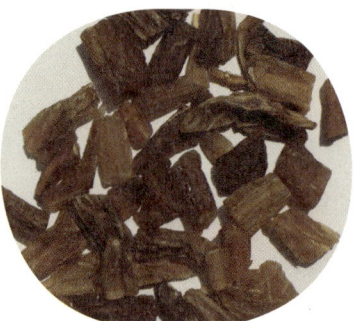
몸에 기름칠을 하는 천문동

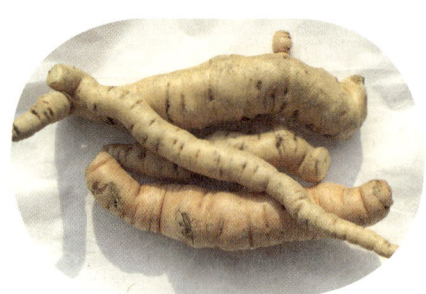
몸에 물을 대주는 생지황

연령고본단에 들어가는 약초

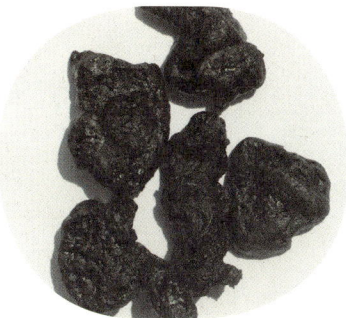
영양보충의 명약 숙지황

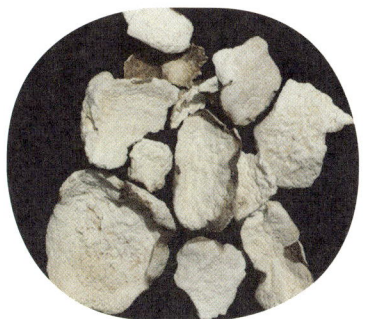
기초체력을 강화하는 산약

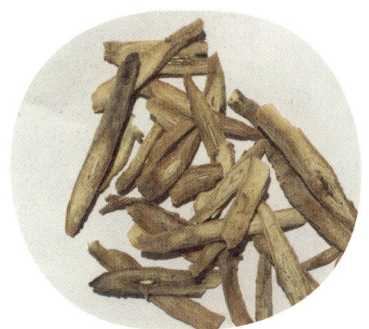
아래로 혈액을 집중시키는 우슬

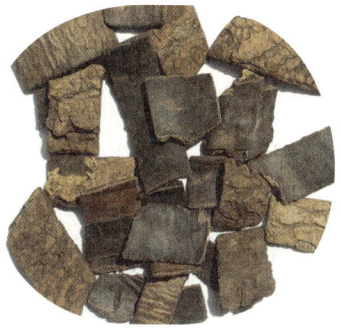
근육을 강화하는 두충

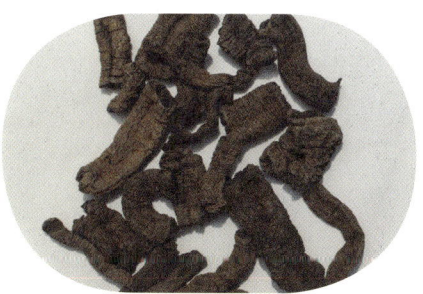
신이 주신 식물 파극천

연령고본단에 들어가는 약초

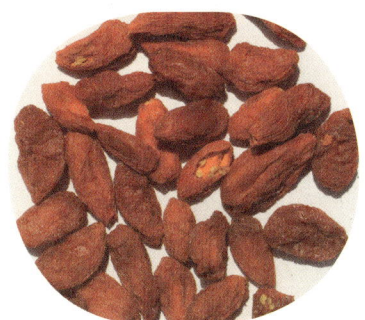
노화를 방지하는 **구기자**

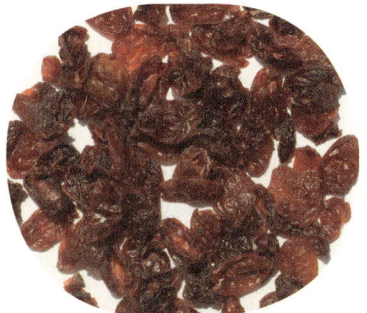
새는 구멍을 틀어막는 **산수유**

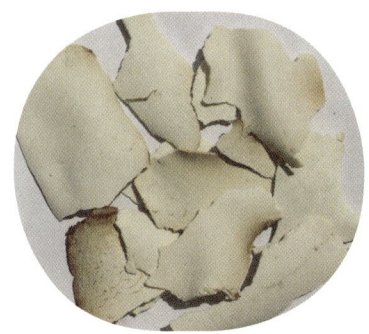
마음을 편안하게 하는 **복령**

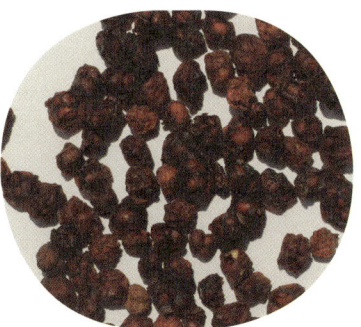
다섯 가지 맛을 지닌 **오미자**

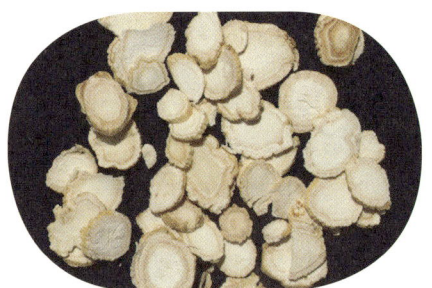
열과 기운을 불어넣는 **인삼**

연령고본단에 들어가는 약초

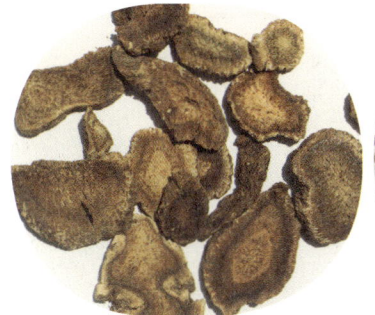
소화를 촉진하는 목향

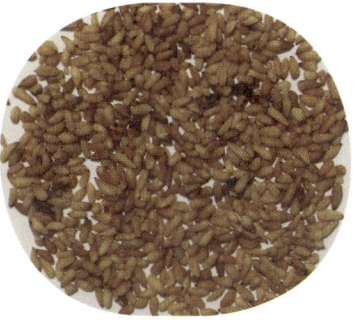
신경쇠약증에 좋은 백자인

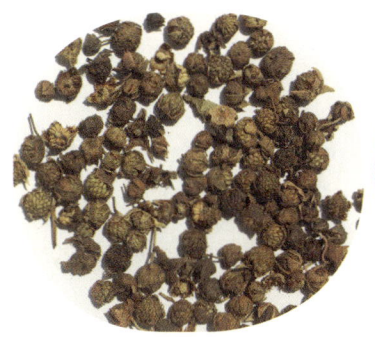
요강을 엎어놓은 복분자

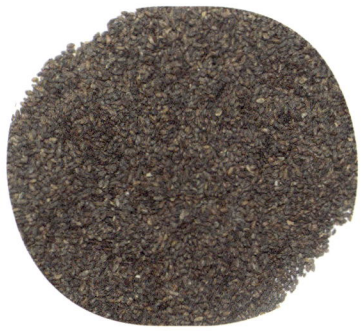
몸을 보(補)하는 이뇨제 차전자

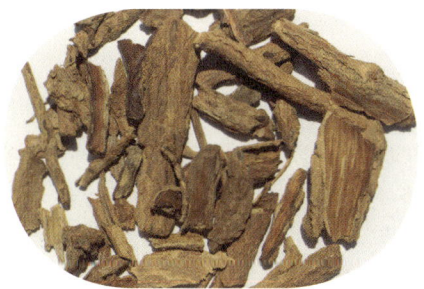
허열(虛熱)을 개선하는 지골피

연령고본단에 들어가는 약초

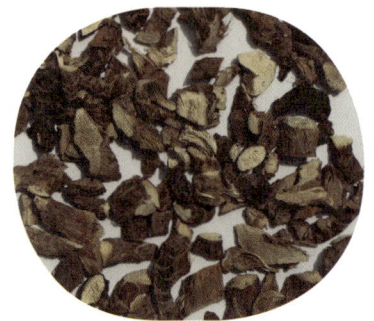
식물성 각성제 석창포

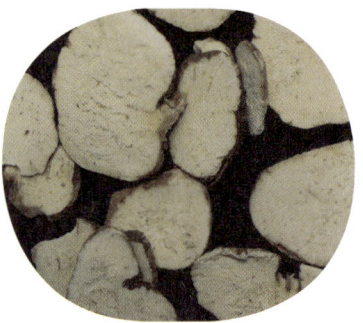
소변을 잘 나오게 하는 택사

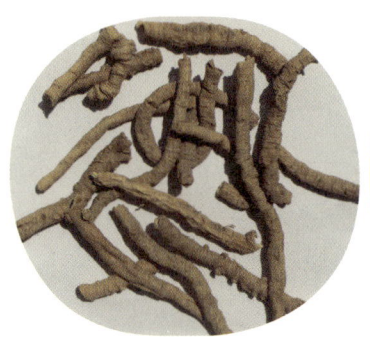
지력(智力)을 강화하는 원지

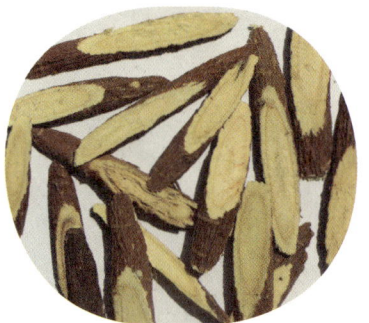
모든 약을 조화롭게 하는 감초

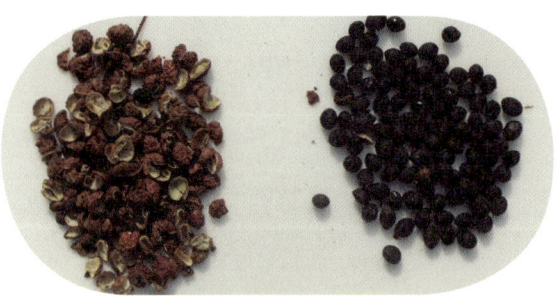
속을 따뜻하게 하는 천초

목차

머리말 ·· 4

조경남 교수의 활동 ··· 5

연령고본단에 들어가는 약초 ····································· 8

1장 연령고본단이란? ··· 17
동의보감에 언급된 연령고본단 ································ 18
방약합편에 언급된 연령고본단 ································ 20
연령고본단은 어떤 효능이 있을까? ························ 23

2장 연령고본단이 필요한 사람은? ···················· 25
정력이 약해진 남녀 ·· 26
전립선질환이 있는 사람 ·· 27
갱년기를 겪는 남녀 ·· 29
불면증에 시달리는 사람 ·· 30
집중력저하로 힘들어 하는 수험생 ························· 31
체력약화가 심한 사람 ·· 32
식욕부진이 심한 사람 ·· 33

허리와 무릎이 아픈 사람 ··· 34

노화가 일찍 진행되는 사람 ·· 35

시력이 약해진 사람 ··· 36

건망증이 심한 사람 ··· 37

불임증을 겪고 있는 남녀 ·· 38

3장 연령고본단을 만드는 약초 ··· 39

부러진 뼈를 붙이는 토사자 ··· 40

사막에서 나는 인삼 육종용 ··· 40

건조해지는 것을 막는 맥문동 ·· 41

몸에 기름칠을 하는 천문동 ··· 41

몸에 물을 대주는 생지황 ·· 42

영양보충의 명약 숙지황 ·· 42

기초체력을 강화하는 산약 ·· 43

아래로 혈액을 집중시키는 우슬 ··· 43

근육을 강화하는 두충 ·· 44

신이 주신 식물 파극천 ··· 44

노화를 방지하는 구기자 ··· 45

새는 구멍을 틀어막는 산수유 ·· 45

마음을 편안하게 하는 복령 ·· 46

다섯 가지 맛을 지닌 오미자 ·· 46

열과 기운을 불어넣는 인삼 ··· 47

소화를 촉진하는 목향 ··· 47

신경쇠약증에 좋은 백자인 ··· 48

요강을 엎어놓은 복분자 ··· 48

몸을 보(補)하는 이뇨제 차전자 ···································· 49

허열(虛熱)을 개선하는 지골피 ····································· 49

식물성 각성제 석창포 ··· 50

속을 따뜻하게 하는 천초 ·· 50

지력(智力)을 강화하는 원지 ······································· 51

모든 약을 조화롭게 하는 감초 ····································· 51

소변을 잘 나오게 하는 택사 ······································· 52

4장 연령고본단 Q&A ··· 54

교수님! 연령고본단은 얼마나 복용해야 효과가 있나요? ············ 54

교수님! 하루에 몇 번 복용해야 하나요? ··························· 56

교수님! 다른 약과 힘께 복용해도 되나요? ························· 57

교수님! 연령고본단을 복용하면서 피해야 할 음식이 있나요? ······ 58

교수님! 연령고본단을 아이들이 먹어도 되나요? ················ 59

교수님! 연령고본단을 여자가 먹어도 되나요? ················ 60

교수님! 연령고본단이 맞지 않는 사람도 있나요? ················ 61

교수님! 공진단과 어떻게 달라요? ················ 62

부록 장수의 명약 경옥고 ················ 64

동의보감에 언급된 경옥고 ················ 65

경옥고는 어떤 효능이 있을까? ················ 68

경옥고는 누가 먹어야 할까? ················ 70

경옥고를 만드는 약초 ················ 74

교수님! 연령고본단이 좋아요? 경옥고가 좋아요? ················ 79

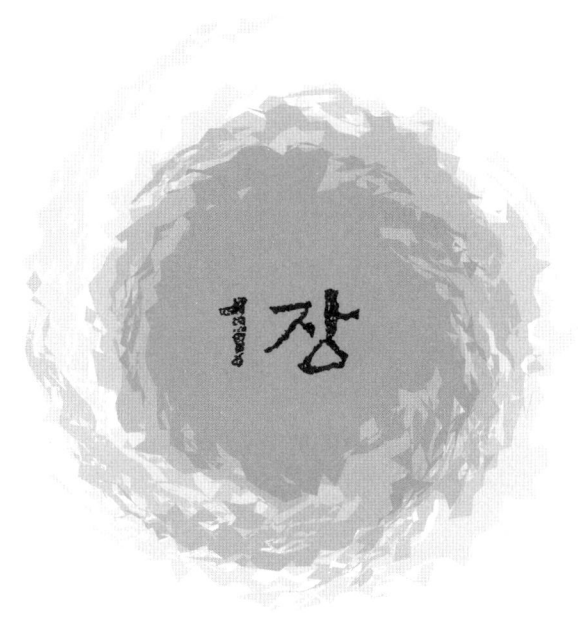

연령고본단이란?

동의보감에 언급된 연령고본단

연령고본단은 중국 명나라 태의원 의관을 지낸 유명한 의학자인 공정현의 "만병회춘"이라는 책에서 유래되었다. 동의보감에서는 만병회춘을 인용하여 연령고본단을 다음과 같이 설명하고 있다.

治諸虛百損치제허백손, 中年陽事不擧중년양사불거, 未至五十미지오십 鬚髮先白수발선백, 服至半月복지반월 陽事雄壯양사웅장, 至一月지일월 顔如童子안여동자 目視十里목시십리, 服至三月복지삼월 白髮還黑백발환흑, 久服神氣不衰구복신기불쇠 身體輕健신체경건 可升仙位가승선위

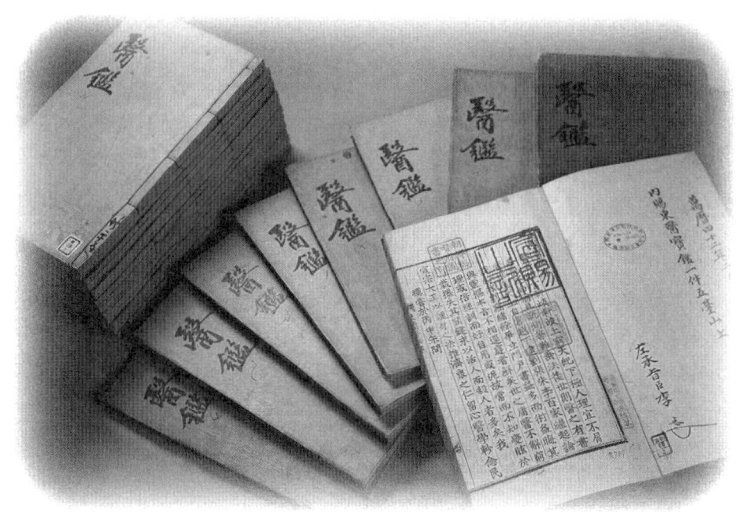

연령고본단에 대한 동의보감의 글을 해석하면 다음과 같다.

治諸虛百損

모든 허약한 증상과 백가지가 넘는 쇠약증을 치료한다.

中年陽事不擧

중년이 되어 발기가 되지 않는 것을 치료한다.

未至五十 鬚髮先白

50세가 되지 않아 수염과 머리카락이 희어지는 것을 치료한다.

服至半月 陽事雄壯

보름 동안 계속 복용하면 성생활을 잘 하게 된다.

至一月 顔如童子 目視十里

한 달 동안 계속 복용하면 얼굴이 아이처럼 되고 10리(4km)를 볼 수 있다.

服至三月 白髮還黑

석 달 동안 계속 복용하면 백발이 검어진다.

久服神氣不衰 身體輕健 可升仙位

오래 복용하면 정신력이 쇠약해지지 않고 몸이 가볍고 튼튼해져 마치 신선이 된 것처럼 느껴진다.

방약합편에 언급된 연령고본단

　방약합편(方藥合編)은 일반인에게 잘 알려진 의서는 아니지만, 한의약을 전공한 사람들이 자주 사용하는 책이다. 동의보감에서 가장 효과가 좋은 처방과 약초를 간추려 놓은 책이라서 처방(處方)과 약초(藥草)를 합(合)했다는 의미로 방약합편이라고 하였다. 방약합편에도 연령고본단이 수록되어 있는데, 동의보감의 해설과 약간 다른 점이 있어 여기에 소개한다.

　治五勞七傷치오로칠상, 諸虛百損제허백손, 顔色衰朽안색쇠후, 形體羸瘦형체영수, 中年陽事不擧중년양사불거, 精神短少정신단소, 未至五旬미지오순, 鬚髮先白수발선백, 手足癱瘓수족탄단 或却膝痠疼혹각슬산동, 小腸疝氣소장산기, 婦人無子부인무자, 下元虛冷하원허랭

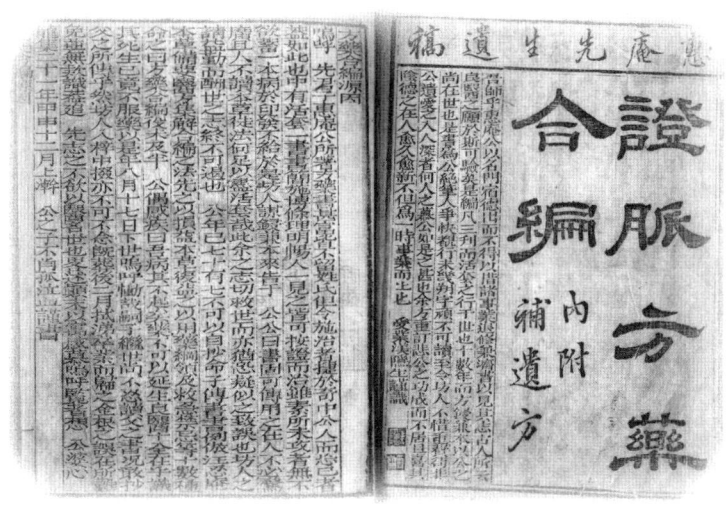

연령고본단에 대한 방약합편의 글을 해석하면 다음과 같다.

治五勞七傷

오로[1]와 칠상[2]을 치료한다.

諸虛百損

모든 허약한 증상과 백가지가 넘는 쇠약증을 치료한다.

顔色衰朽 形體羸瘦

안색이 좋지 않고 몸이 수척해지는 것을 치료한다.

中年陽事不擧

중년에 발기부전이 된 것을 치료한다.

精神短少

기억력이 떨어지고 건망증이 생기는 것을 치료한다.

未至五旬 鬚髮先白

50세가 되지 않아서 머리카락이 희어지는 것을 치료한다.

---

1) 오로는 오장(五臟)이 허약해서 생기는 5가지 허약한 증상이다.
2) 칠상은 남자의 신기(腎氣)가 허약하여 생기는 7가지 증상을 의미하는데 정력 또는 전립선 질환과 연관이 있다.

手足癱瘓 或却膝痠疼

중풍으로 인한 수족마비, 다리와 무릎의 통증을 치료한다.

小腸疝氣

아랫배의 심한 통증이 허리와 등까지 뻗는 것을 치료한다.

婦人無子

여성의 불임증을 치료한다.

下元虛冷

인체의 하반신이 차가운 것을 치료한다.

연령고본단은 어떤 효능이 있을까?

연령고본단(延齡固本丹)의 효능은 처방이름에서 충분히 유추할 수 있다. '延齡'은 수명을 늘린다는 뜻이고 '固本'은 몸의 근본을 견고하게 한다는 의미이다. 즉 기초체력을 강화시켜 건강하게 오래 살 수 있도록 만드는 약이 연령고본단이다. 현대의학적으로 표현하면 연령고본단은 면역력을 높여주는 약이고 노화를 억제하는 약이다.

동의보감의 해설에서 그 효능을 보다 구체적으로 파악할 수 있다. 연령고본단은 몸이 허약해져서 생기는 여러 가지 증상을 치료하고 쇠약해진 몸을 건강하게 하며, 중년 이후에 약해진 성기능을 강화하고, 과로나 스트레스 때문에 머리카락이 일찍 희어지는 것을 개선하는 약이다.

동의보감을 펼쳤을 때 가장 먼저 설명되는 것은 침과 뜸이 아니다. 사람이 어떻게 만들어지고 어떻게 해야 건강하게 오래 살 수 있는가에 대한 설명, 즉 건강수련법에 대한 설명이 가장 먼저 나온다. 요즘 말로 표현하면 '웰빙생활'에 대한 조건을 설명하고 있는 것이다. 그리고 그 설명의 끝자락에 건강하게 오래 사는 데 필요한 처방이 등장하는데, 그 중에 하나가 연령고본단이다.

연령고본단은 노령인구가 증가하고 있는 현시대에 매우 적합한 처방이다. 단순히 오래 사는 것이 아니라 건강하게 오래 사는 것을 원한다면 바른 식생활과 적절한 운동, 정신수련 등도 중요하지만 어쩔 수 없이 약해지는 신체적인 문제를 보완할 수 있는 약초처방이 필요할 수밖에 없다.

연령고본단은 약해진 체력을 강화하고 면역력을 높인다. 따라서 몸이 약해져서 질병에 걸렸을 때 체력과 면역력을 강화하는 아주 좋은 약이다. 기운이 없고 입맛도 없고 성기능도 약해진 경우, 허리와 무릎이 시큰거리고 이유 없이 여기저기 아픈 경우, 갱년기증상을 겪는 경우, 기억력이 떨어지고 치매증상이 생긴 경우, 몸이 약해서 임신이 되지 않는 경우, 체력이 약해져서 집중력이 떨어진 수험생에게 아주 좋은 약이다.

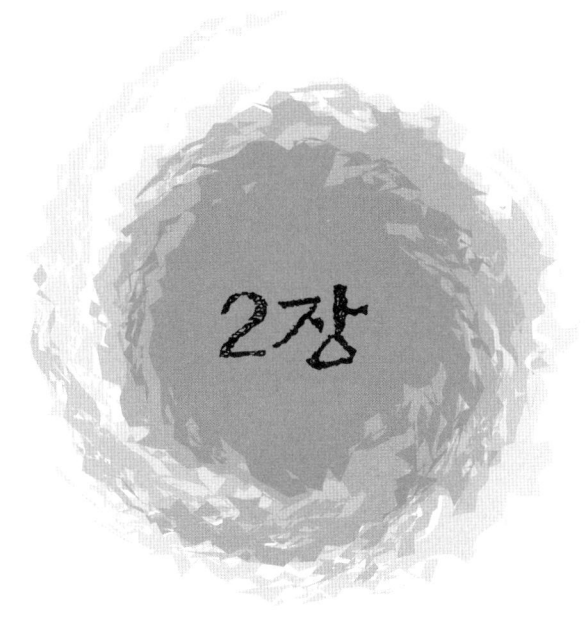

2장

연령고본단이 필요한 사람은?

정력이 약해진 남녀

생식기는 말 그대로 생식(生殖;reproduction;2세를 낳는 것)을 위한 장기이지, 생명을 보전하기 위한 장기는 아니다. 그래서 나이가 들고 몸이 약해지면 생식기능은 자연스럽게 떨어진다. 정력이 떨어졌을 때 강제로 혈액을 생식기로 집중시켜 정력을 강화하는 현대의 발기부전 개선제는 일시적인 효과를 발휘한다. 하지만 허약해진 몸을 더욱 약하게 만들 수 있기 때문에 주의가 필요하다. 이는 상환 능력이 없으면서 돈을 빌려 과소비를 하는 것과 다르지 않기 때문에 이러한 약을 계속 복용하면 몸은 갈수록 약해진다.

어떤 경우든지 순리를 따라야 결과가 좋다. 몸이 허약해져서 정력이 떨어졌다면 허약해진 몸을 보강하는 것이 우선이다. 체력이 회복되면 기운이 나고 피로감도 해소되고 정력은 자연스럽게 강해지기 때문이다. 돈을 많이 벌어서 소비를 늘리는 것과 같은 이치이다.

연령고본단은 약해진 몸을 보(補)하는 약이다. 체력이 약해지면 남녀 모두 성기능이 약해지고 성욕조차 없어지게 되는데, 이런 경우 연령고본단을 꾸준하게 복용하면 성기능을 회복하는 데 큰 도움이 된다. 동의보감에서 연령고본단을 보름 동안 계속 복용하면 성생활을 잘 하게 된다고 한 것도 체력을 길러주는 연령고본단의 효과 때문이다. 그래서 **예로부터 연령고본단은 남녀가 함께 복용하는 정력제**로 유명세를 떨쳤다.

전립선질환이 있는 사람

남성의 경우 소변의 통로와 정자가 지나는 통로가 전립선 부위에서 만나기 때문에 소변과 정액은 모두 요도(尿道)로 나온다. 전립선은 사정을 할 때 정액에 소변이 섞이지 않도록 막아주고, 방광으로 세균이 감염되는 것도 막아준다. 여성에게 흔한 방광염이 남성에게 거의 없는 것은 전립선 덕분이다. 물론 전립선의 중요한 임무는 전립선액을 만들어 사정된 정액이 굳지 않게 하는 것이다.

이렇게 중요한 임무를 맡고 있는 전립선에 염증이 생기면 회음부와 요도에 불쾌감이 생기고 전신무력감, 피로감, 소변을 자주 보는 증상, 소변이 남아 있는 느낌, 허리통증, 조루증 등이 생긴다. 또한 전립선이 비대해지면 소변이 통과하는 요도가 좁아져서 소변을 볼 때 매우 불편한 증상이 생긴다. 그런데 문제는 전립선염과 전립선비대증의 원인이 명확하지 않다는 데에 있다. 원인을 알 수 없기 때문에 대증적인 치료가 대부분이며 치료의 만족도는 낮을 수밖에 없다.

전립선질환의 근본적인 원인은 노화이다. 나이가 들면 모든 조직이 노화되겠지만 유독 약하게 태어난 부위가 있을 수 있고, 잘못된 생활습관 때문에 특정 부위의 노화가 빠르게 진행될 수도 있다. 그곳이 전립선이라면 염증이 생기거나 비대해지는 현상이 나타날 수 있기 때문에 전립선질환을 예방하고 치료하려면 노화를 늦추거나 이미 노화된 조직을 회복시키는 데에 초점을 두어야 한다.

연령고본단은 기초체력을 강화하고 노화를 억제하는 약이다. 실험적으로도 연령고본단을 투여했을 때 전립선의 기능이 회복되는 것을 확인할 수 있다. 물론 연령고본단이 전립선질환을 완벽하게 치료한다는 뜻은 아니다. 운동을 적절하게 하고 잘못된 생활습관을 개선하면서 연령고본단을 꾸준하게 복용한다면 뚜렷한 치료효과를 얻을 수 있을 것이다.

갱년기를 겪는 남녀

국어사전에서는 갱년기를 '인체가 성숙기에서 노년기로 접어드는 시기'라고 정의한다. 남녀 모두 나이가 들면 생식기가 노화되어 기능이 떨어진다. 이때 여성의 경우 배란 및 여성호르몬의 생산이 더 이상 이루어지지 않아서 폐경이 된다. 폐경 외에도 안면 홍조, 발한, 성교통, 질염, 방광염, 배뇨통, 급뇨, 집중장애, 불안, 신경과민, 근육통, 관절통 등이 나타날 수 있어 생활에 불편함을 겪는다.

갱년기는 여성의 전유물이 아니다. 남성의 경우 갱년기에 피로감을 쉽게 느끼고 기억력이 저하되며, 우울증이 자주 나타나고 근력이 저하된다. 또한 체지방이 증가하고 뼈가 약해지는 현상이 나타난다. 성기능이 저하되고 발기부전, 성욕저하 등의 문제도 생긴다.

연령고본단은 남녀의 갱년기증상을 완화시키는 효능이 있다. 국어사전의 정의처럼 갱년기는 노년기로 접어드는 시기인데, 학창시절 중학교에서 고등학교로 넘어갈 때 심리적인 혼란을 겪는 것처럼 갱년기도 노화로 인한 급격한 신체의 변화 때문에 위의 증상들이 나타나는 것이다. 따라서 노화를 억제하고 체력을 강화하면 힘들지 않게 갱년기를 이겨낼 수 있다. 연령고본단은 노화를 억제하고 체력을 강화하는 약이므로 남녀의 갱년기에 아주 좋은 보약이다.

불면증에 시달리는 사람

질병을 치료할 때는 먼저 원인을 찾아내야 한다. 더구나 불면증처럼 질병이 아니라 증상이라면 더욱 원인을 파악해서 치료해야 한다. 문제는 불면증의 원인을 찾아내는 것이 쉽지 않다는 데에 있다. 또한 불면증의 원인이 대부분 신경성이라는 것도 치료를 어렵게 만든다.

그래서 불면증이 있을 때 원인을 제거하지 못하는 수면제에 의지하는 사람들이 많다. 그런데 전문가들은 수면제의 위험성을 다음과 같이 경고한다. '신경안정제인 수면제는 잠이 잘 오게 하지만 근육을 이완시키고 기억력을 떨어뜨리는 부작용이 있다. 수면제는 불면증을 근본적으로 치료하는 것이 아니며, 수면제를 복용하면 얕은 잠 위주로 자게 돼 잠을 자도 피곤하고, 많이 먹으면 뇌 기능이 멈추는 등 위험한 상황이 발생할 수 있다. 특히 수면제와 술을 함께 복용하면 뇌 기능이 심각하게 떨어져 호흡마비 등으로 사망할 수 있다.'

옛말에 '속이 편하면 잠이 잘 온다.'는 말이 있다. 속이 편하다는 것은 몸의 모든 기능이 순조롭다는 뜻이다. 오장육부가 정상적으로 움직이는 데 필요한 영양분이 충분하면 속은 편안해진다. 나이가 들면서 신경을 쓰는 일이 많지도 않은데 불면증에 시달린다면 오장육부의 기능이 떨어진 탓이 크다. 이럴 때는 몸에 필요한 영양분을 보충해주는 것이 치료의 핵심이 되어야 하는데, 연령고본단은 기초체력을 강화하는 효능이 있는 데다가 각종 영양분을 충분하게 공급해주기 때문에 나이가 들면서 생기는 원인불명의 불면증, 갱년기에 생기는 불면증에 아주 좋은 치료제가 된다.

집중력저하로 힘들어 하는 수험생

연령고본단은 중장년과 노년층에 적합한 처방이지만 수험생에게도 효과가 아주 좋다. 육체적인 노동을 하는 것은 아니지만 수험생들은 온종일 앉아서 두뇌에 많은 에너지를 집중시키기 때문에 피로물질이 쌓이고 집중력이 떨어질 수 있다. 이럴 때 뇌를 맑게 하는 총명탕을 복용하는 것도 좋지만, 체력이 약해진 탓으로 집중력이 떨어진 것이라면 총명탕보다는 연령고본단을 복용하는 것이 좋다.

몸과 마음은 하나이다. 몸이 힘들면 마음도 힘이 들고, 몸이 건강하면 마음도 건강해진다. 따라서 수험생이 피로감과 집중력저하로 힘들어한다면 먼저 체력을 길러주는 방법을 찾아야 하는데, 운동할 시간이 없다면 연령고본단이 좋은 대안이다.

연령고본단은 기초체력을 강화하는 약이므로 수험생활을 하면서 체력이 약해지고 집중력이 떨어졌을 때 복용하면 많은 도움이 된다. 동의보감의 설명에서 연령고본단을 오래 복용하면 '정신력이 쇠약해지지 않고 몸이 가볍고 튼튼해져 마치 신선이 된 것처럼 느껴진다.'고 한 것도 체력과 정신력(집중력)의 연관성을 의미하는 것이다.

체력약화가 심한 사람

건강검진에서 아무런 이상이 없는데도 기력이 나지 않고 체력이 약해짐을 느끼는 사람들이 많다. 현대의 의료기술이 발달하기는 했지만 여전히 찾아내지 못하는 무언가가 있기 때문이다. 기쁨, 사랑, 신뢰, 활력처럼 일상에서 느끼는 것이지만 의료기기로 이들이 내 몸에 있다는 것을 알아낼 수 있을까? 백번 양보하여 알아낼 수 있다고 해도 그 양을 측정할 수 있을까?

활력이 없고 체력이 떨어지는 것도 마찬가지이다. 검사기기로는 알 수 없는 증상이다. 그래서 과로를 피하고 마음을 편안하게 하라는 의사의 립써비스(lip-service) 처방전을 받아들고 나올 수밖에 없다. 물론 필자 또한 활력이 없고 체력이 떨어지는 이유를 명확하게 설명할 자신은 없다. 하지만 인생사에서 경험이 중요한 시점이 있듯이 이와 같은 증상에 선현들이 즐겨 사용해온 처방을 활용한다면 보다 건강한 몸을 가꾸는 데 많은 도움이 된다.

연령고본단은 선현들이 수많은 시행착오를 거쳐 만들어낸 처방이다. 특히 체력이 떨어진 사람들에게 아주 좋은 처방이다. 따라서 건강검진상에 아무런 문제점이 없음에도 기운이 없고 체력이 약해짐을 느낄 때는 연령고본단을 장기간 복용할 것을 권한다.

식욕부진이 심한 사람

우리 몸에 필요 없는 장기가 있을까? 단연코 없다. 조물주는 처음 인간을 만들었을 때부터 빈틈없이 만들었기 때문에 필요 없는 장기는 애초부터 존재하지 않는다. 그렇다면 몸이 약해졌을 때 그 영향을 가장 심하게 받는 장기는 어디일까? 바로 생식기와 소화기다. 힘들고 지칠 때 성욕과 식욕이 왕성해지는가? 절대 그렇지 않다. 몸에 힘이 남아돌 때 비로소 성욕과 식욕이 왕성해진다.

식욕이 없어지는 원인은 다양하다. 위장의 염증 때문일 수도 있고 스트레스 때문일 수도 있다. 하지만 식욕이 없어지는 가장 흔한 원인은 체력약화이다. 체력이 약해진 탓으로 식욕이 떨어졌을 때 소화제를 먹거나 식욕을 촉진하는 약을 먹는다고 해도 소용이 없다. 이럴 때는 약해진 체력을 강화시켜야 한다. 체력이 좋아지면 식욕은 자연스럽게 돌아오기 때문이다.

연령고본단을 복용한 사람들에게 공통적으로 나타나는 현상은 식욕이 좋아지는 것이다. 돌아서면 배가 고프다고 말하는 사람도 있다. 따라서 몸이 약해지면서 입맛이 떨어지는 노인들, 질병을 앓고 난 이후에 식욕을 잃은 사람들, 과로한 이후에 입맛을 잃은 사람들에게 연령고본단은 최고의 보약이다.

허리와 무릎이 아픈 사람

연령고본단은 "만병회춘"이라는 책에서 유래되었고 허준선생이 동의보감 첫 부분에 몸을 건강하게 유지하는 약으로 소개하였다. 이후 여러 의서에 인용되었으나 1885년에 출간된 방약합편이라는 유명한 의서에 다시 소개되어 전문가들 사이에서 인기가 있는 처방이 되었다.

방약합편에서 연령고본단을 설명하는 구절을 보면 동의보감의 설명과 다른 부분이 나오는데, 연령고본단을 복용하면 수족탄탄(手足癱瘓)과 각슬산통(脚膝痠痛)이 치료된다고 하였다. '手足癱瘓'이란 중풍으로 손발이 마비되는 것을 뜻하고, '脚膝痠痛'은 다리와 무릎이 아픈 것을 의미한다.

연령고본단을 정력제로만 알고 있는 사람들이 있지만, 방약합편의 설명처럼 중풍으로 인한 수족마비, 그리고 허리와 무릎 통증에도 아주 효과가 좋다. 직접적으로 통증을 제어하는 약초가 들어있지 않기 때문에 즉각적인 효과를 얻을 수는 없다. 하지만 연령고본단을 지속적으로 복용하면 근육과 관절이 강해진다. 따라서 연령고본단은 만성적인 퇴행성 요통이나 무릎 관절염이 있는 사람들에게 매우 효과적인 약이다.

노화가 일찍 진행되는 사람

우리 몸의 세포는 제한된 수명이 있다. 백혈구는 보통 2~9일, 적혈구는 120일, 피부는 14~30일, 두피는 60일, 간은 1년~1년 반, 위장은 2시간 30분, 근육은 15년 이상, 손톱과 발톱은 6개월, 신경은 7년, 뼈는 10년, 이외의 일반적인 세포는 30일 정도 산다. 이처럼 세포의 수명은 제한적인데 과로나 스트레스, 잘못된 생활습관 등 세포의 수명을 단축시키는 생활을 한다면 세포는 천수(天壽)를 누리지 못하고 일찍 늙는다. 즉 노화가 빨리 진행되는 것이다.

이럴 때 연령고본단을 일정기간 복용하면 노화를 늦출 수 있는데, 연령고본단에는 노화를 억제하는 약초가 다수 포함되어 있기 때문이다. 동의보감 설명 중에 '50세가 되지 않았는데 수염과 머리카락이 희어지는 것'을 치료한다는 구절, 그리고 '한 달 동안 복용하면 얼굴이 아이처럼 된다'는 구절은 연령고본단의 항노화작용을 뒷받침한다.

이와 같은 효능 때문인지 실제로 연령고본단을 복용하는 사람들의 이야기를 들어보면 머리카락에 윤기가 생기고 얼굴이 고와지며 몸에 활력이 생긴다고 말한다. 따라서 피부가 거칠어진 사람, 갑자기 기력이 떨어진 사람, 남들보다 늙어 보이는 사람들에게 연령고본단은 아주 좋은 보약이 된다.

시력이 약해진 사람

한의학에서는 예로부터 눈의 변화를 보고 몸의 건강상태를 진단하곤 하였다. 최근 눈의 홍채를 통해 건강상태를 알아내려는 시도도 이와 연관이 있다. 동의보감에서는 '오장육부의 정기(精氣)가 모두 눈으로 올라가 그 정(精)이 눈에 드러난다.'고 하였다. 이는 몸의 건강상태가 눈에 나타난다는 뜻이다. 몸이 약해지면 가장 먼저 증상을 나타내는 곳이 눈이라는 것에는 이견이 없다.

시력약화, 안구건조증, 백내장, 녹내장, 근시, 원시 등은 비록 눈에 나타나는 증상이지만, 눈 자체의 문제가 아니라 몸 전체의 문제인 경우가 많다. 이럴 때는 눈을 치료한다고 해서 문제가 해결되는 것은 아니다. 몸이 약해진 결과로 눈이 나빠진 것이므로 몸을 튼튼하게 하는 치료법을 사용해야 한다. 연령고본단은 약해진 체력을 강화하고 면역력을 향상시켜 몸은 물론 눈의 건강을 회복하는 데 많은 도움이 된다. 특히 연령고본단에는 토사자, 구기자 등 눈에 좋은 약초가 다수 포함되어 있어 나이가 들면서 시력이 약해지는 사람들에게 아주 좋은 보약이다.

건망증이 심한 사람

동의보감에서 '뇌는 수해(髓海)'라고 표현하였다. 수해는 '골수의 바다'라는 뜻으로 몸의 근간이 되는 골수가 가장 많이 모여 있는 곳이 뇌라는 의미이다. 동의보감은 연이어서 '수해가 풍부하면 몸이 가볍고 굳세고 힘이 넘치는 반면 수해가 부족하면 머리가 빙빙 돌고 귀가 울며 정강이가 시큰거리고 눈앞이 어찔하며 눈이 잘 보이지 않는다.'고 하였다.

젊었을 때는 골수가 풍부하기 때문에 근력이 세고 행동이 날쌔며 사고력과 판단력이 뛰어나다. 하지만 나이가 들거나 병약해지면 골수가 줄어들기 때문에 근력이 약해져서 행동이 느려지고 정신이 흐려지며 건망증이 잦아진다. 나이가 들면 누구나 경험하는 것 아니냐고 반문할 수 있겠지만 그 정도가 심한 사람은 자신은 물론 가족에게까지 고통을 주기 때문에 간단한 문제는 아니다.

연령고본단은 정수(精髓)를 보충하는 처방이다. 단기간 복용으로 만족할 만한 결과를 얻을 수는 없겠지만 연령고본단을 꾸준히 복용하면 정신이 맑아지고 기억력이 되살아난다. 특히 노년에 체력이 약해지면서 건망증과 치매 증상이 나타나는 사람에게는 매우 유익한 처방이다.

불임증을 겪고 있는 남녀

　영양분을 충분히 섭취하지 못했던 시절에는 생식기가 제대로 발육하지 못한 관계로 임신이 되지 않는 경우가 매우 많았다. 전남 구례의 산동면은 산수유의 주산지인데, 아주 옛날에는 산동면 처자들의 얼굴을 보지 않고도 데려갔다는 말이 전해진다. 산수유를 약으로 사용할 때 씨앗을 빼야 하는데, 산동면 처자들이 입으로 씨앗을 뺏기 때문이다.

　산동면 처자들은 해년마다 산수유를 섭취한 덕으로 자궁발육이 잘 되었고 임신을 촉진하는 데 긍정적인 영향을 받았던 것이다. 연령고본단에는 산수유 외에도 토사자, 복분자, 차전자 등 자궁을 튼튼하게 하고 임신을 촉진하는 약초들이 다수 포함되어 있다. 게다가 두충이라는 약초가 포함되어 있어 임신한 이후에 유산이 되는 것도 방지하는 효능이 있다.

　연령고본단은 남녀의 불임증에 모두 사용할 수 있는 약이다. 정자의 문제 때문에 임신이 되지 않는 경우도 상당수이기 때문에 불임증의 원인을 여성에게 국한할 수는 없는데, 연령고본단은 예로부터 남성불임증에 많이 사용했었고 그 효과도 입증되었다. 연령고본단은 불임증으로 고민하는 남녀 모두에게 도움이 되는 약이다.

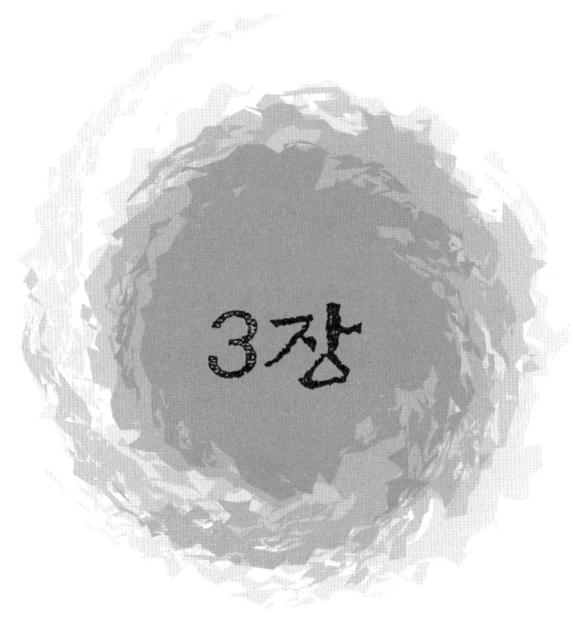

3장

연령고본단을 만드는 약초
모두 25가지

부러진 뼈를 붙이는 토사자

토사자는 새삼 또는 실새삼의 성숙한 씨앗이다. 실새삼은 개천을 산책하면서 쉽게 볼 수 있지만 새삼은 흔하지 않아서 귀한 약초에 속한다. 새삼은 기생식물로서 뿌리는 다른 식물에 붙어있고 광합성을 하는 잎도 없다. 그래서 새삼이 뿌리는 내리고 있는 식물은 고사하고 만다. 그런데 정작 새삼에는 영양분이 풍부하여 뼈가 부러진 토끼가 이것을 뜯어 먹고 골절이 신속하게 치유되었다는 이야기가 전해진다.

새삼은 일년생 식물이기 때문에 가을 이후에는 모든 영양분이 씨앗으로 몰린다. 그 씨앗을 토사자라는 약으로 사용하는데, 위의 이야기처럼 부러진 뼈를 붙이는 효능이 매우 좋고 허리와 무릎이 아플 때나 성기능이 약해졌을 때, 임신이 되지 않을 때 주로 사용한다.

사막에서 나는 인삼 육종용

육종용은 우리나라에 자생하는 약초가 아니다. 중동 쪽의 고비사막이 주산지라서 일명 사막의 인삼이라고도 한다. 장기간 육종용을 복용하면 몸이 건강해지고 질병이 예방되며 수명이 연장되는 효과가 나타난다. 특히 성기능을 강화하는 효과가 좋아서 정력이 약해졌을 때, 야간에 소변을 자주 볼 때, 임신이 되지 않을 때 육종용을 사용한다.

건조해지는 것을 막는 맥문동

맥문동은 몸에 진액(津液)이 부족해졌을 때 사용하는 약초이다. 우리 몸은 수분이 충분해야 정상적인 기능이 가능해진다. 그런데 과로, 스트레스 때문에 몸에 화(火)가 생기면 수분이 과도하게 소모되어 진액이 부족해지고, 그 결과 쉽게 지치고 피곤해지는 증상이 나타날 수 있다. 특히 나이가 들면 자연적으로 진액이 부족해지기 때문에 조금만 무리를 해도 피로감이 나타난다. 이때 맥문동을 복용하면 진액이 보충되어 몸상태가 아주 좋아진다.

몸에 기름칠을 하는 천문동

천문동도 맥문동처럼 몸에 진액(津液)을 보충하는 약초이다. 그런데 기초체력을 강화하는 효능까지 있어서 나이가 들고 병약해진 사람들에게 보다 적합하다. 옛날 의서(醫書)에 다음과 같은 말이 나온다. '천문동을 오래 복용하면 얼굴색이 깨끗해지고 희어지며, 추위와 더위를 이겨내고 몸이 가벼워지며, 허기지지 않고 수명이 늘어나며, 아이를 많이 두게 된다.' 이 구절은 천문동이 진액만 공급하는 것이 아니라 기초체력을 강화하여 몸을 건강하게 만든다는 뜻을 담고 있다.

몸에 물을 대주는 생지황

지황의 생뿌리를 생지황이라고 하는데, 생지황은 몸에 체액을 보충하는 효능이 있다. 이는 맥문동, 천문동과 유사한 효능인데, 고열(高熱) 후에 갈증이 심하여 물을 찾고 입술이 건조해지는 등의 증상이 있을 때 열을 조절하면서 몸에 체액을 공급하기 위해서는 생지황을 사용하는 것이 좋다. 한방에서는 생지황이 신경(腎經)에 작용하여 신음(腎陰;체액)을 불려주는 약초로 인식하는데, 체액이 충분해야 몸의 기능이 정상적으로 이루어지기 때문에 체액이 공급되면 면역력이 높아진다.

영양보충의 명약 숙지황

숙지황(熟地黃)은 '지황(地黃)을 익혔다(熟)'는 뜻이다. 지황을 약으로 사용할 때는 크게 세 종류로 나눈다. 첫째, 생지황이다. 밭에서 캔 지황을 말리지 않고 냉장보관하면서 사용하는 것으로 몸에 체액을 보충하고 허열(虛熱)을 내리는 목적으로 사용한다. 둘째, 생지황을 약한 불에 천천히 말려 건조시킨 것이 건지황이다. 셋째, 숙지황은 건지황을 아홉 번 찌고 아홉 번 말리는 과정을 거친 것이다.

생지황에서 숙지황으로 변하는 과정에서 영양분이 농축되기 때문에 숙지황은 영양분이 매우 풍부한 약초이다. 따라서 대부분의 보약에 숙지황이 들어가며, 연령고본단에서도 숙지황은 몸에 영양분을 보충하는 역할을 담당한다.

기초체력을 강화하는 산약

마의 뿌리를 산약이라고 한다. 산약은 정(精)을 보충하는 효능이 좋다. 정(精)은 신진대사에 필요한 최소 단위의 물질을 의미하는데, 정(精)은 나이가 들면서 자연스럽게 부족해지고, 만성 질병이 있을 때도 쉽게 부족해진다. 정(精)의 부족은 결국 신진대사의 저하를 의미하며, 그 증상은 전신 피로감을 비롯하여 매우 다양하게 나타난다. 대표적인 증상으로 의지와 상관없이 정액이 배설되는 유정(遺精), 요실금, 소변을 자주 보는 증상, 여성의 대하(帶下), 정력약화 등이다. 산약을 복용하면 정(精)이 보충되어 기초체력이 강해지고 위의 증상도 치료된다.

아래로 혈액을 집중시키는 우슬

쇠무릎의 뿌리를 우슬이라고 하는데, 우슬은 허리와 무릎이 아픈 경우에 많이 사용하는 약초이다. 동의보감에서도 '무릇 허리와 다리에 병이 있으면 반드시 이 약을 써서 약의 기운을 아래로 이끌어야 한다.'고 하였다. 이는 우슬의 약성(藥性)이 인체의 하부(下部)에 주로 나타남을 의미한다. 전문가들이 학습하는 약초책에서 우슬을 혈액순환제로 분류하는데, 여러 혈액순환제 중에서 우슬은 특히 혈액을 인체의 하부쪽으로 집중시키는 효능이 좋은 약초이다. 그래서 우슬은 퇴행성으로 허리와 무릎이 약해져서 통증이 생겼을 때 많이 사용한다.

근육을 강화하는 두충

두충나무의 껍질을 두충이라고 한다. 두충은 운동량이 부족한 현대인의 관절통과 근육통에 좋은 약초이다. 고려 문종 때 '왕의 병을 치료하기 위해 송나라로부터 들여왔다'는 내용이 전해질 정도로 두충은 귀한 약초였다. 동의보감에 '두충은 허리와 등뼈가 아프거나 다리가 시리면서 아픈 것을 치료하고 뼈와 근육을 튼튼하게 하며 음낭 밑이 축축하고 가려운 것, 소변이 잘 나오지 않는 것 등을 치료한다. 정력을 좋게 하며 갑자기 허리가 아픈 것을 낫게 한다'고 되어 있다.

신이 주신 식물 파극천

남태평양 일대에 서식하는 노니라는 열대식물의 뿌리를 파극천이라고 한다. 노니는 주로 괌, 하와이, 피지, 뉴질랜드 등 남태평양 지역에서 재배되며 일년 내내 자라는 특성이 있다. 노니의 뿌리가 동의보감에 해파극(海巴戟) 또는 파극천(巴戟天)으로 소개되어 있어 아주 먼 옛날에도 수입되어 사용되었음을 알 수 있다.

하와이나 타히티 지역 원주민들은 노니를 만병통치약으로 생각하는데 노니의 열매, 잎, 뿌리(파극천), 줄기, 씨앗 등 나무의 모든 부분을 사용하며, 각종 질병에 면역체계를 높여 주는 효능이 있다고 알려지면서 '신이 선물한 식물'로 불리기도 한다. 동의보감에서는 파극천을 약해진 성기능을 강화하는 데 주로 사용하는 약초로 설명하고 있으며, 장기간 사용하거나 과량 사용해도 부작용이 없는 것으로 알려진다.

노화를 방지하는 구기자

구기자는 간기능을 개선하는 약초이다. 그래서 간이 좋지 않은 사람의 만성피로증후군에 자주 사용한다. 주로 마른 체격의 사람이 과로나 스트레스 때문에 간기능이 나빠져서 피로감을 호소할 때 매우 적합하다. 구기자는 만성적인 스트레스로 인해 신경이 쇠약해지고 노이로제에 빠지는 등 몸이 몹시 좋지 않을 때 보약으로도 사용한다.

자양분이 풍부한 구기자는 과도한 성생활 때문에 생긴 요통, 피로감, 구강건조, 안구충혈 등에도 효과적이며, 여성의 갱년기에 허열(虛熱)이 생겼을 때, 생식기가 건조해졌을 때, 질액분비가 감소했을 때 사용하면 매우 좋다. 구기자는 눈을 밝게 하는 효능이 있어 장기간 복용하면 시력감퇴를 예방할 수 있고, 이미 시력이 나빠진 경우에도 구기자를 복용하면 눈이 밝아지는 것을 느낄 수 있다.

새는 구멍을 틀어막는 산수유

산수유는 예로부터 자양강장제로 사용된 약초이다. 동의보감에는 '정신이 어질어질하고 귀에서 소리가 나는 것, 허리와 무릎이 시큰거리고 아픈 증상'이 있을 때 산수유를 보약에 넣어서 사용하는 것으로 설명되어 있다. 또한 산수유는 남성의 정력을 강화하고 소변장애를 치료하는 효능이 있다. 한의학에서는 산수유를 수삽약(收澁藥)으로 분류하고 있는데, 이는 비정상적으로 배출되는 정액이나 소변을 막는 약이라는 뜻이다. 그래서 의지와 상관없이 정액이 배설되는 증상, 소변을 참지 못하는 증상, 소변이 너무 자주 나오는 증상, 그리고 여성의 질에서 대하가 과도하게 나오는 증상에 산수유를 사용한다.

마음을 편안하게 하는 복령

복령은 소나무 뿌리에 기생하는 버섯의 일종이다. 자연산 복령은 7월부터 다음해 3월 사이에 소나무 숲에서 채취하는데, 송이(松耳)가 자랄 수 있을 정도의 나이(30년)가 된 소나무 중에서 외상(外傷)이 있는 것에서 생긴다. 외상이 생기고 나서도 최소한 5~7년이 지나야 복령이 자랄 수 있다. 인공재배 한 것은 종균을 접종한 2년 후 7~8월 사이에 채취한다.

복령은 이뇨작용이 있어 몸이 붓거나 요도염, 방광염 등이 있을 때 사용하는데, 다른 이뇨제와 달리 위장을 튼튼하게 하고 신경을 안정시키는 효능이 있어 몸이 약한 사람에게 좋다. 일반인들에게 잘 알려진 총명탕에 복령이 들어간다.

다섯 가지 맛을 지닌 오미자

단맛, 신맛, 쓴맛, 짠맛, 매운맛의 다섯 가지 맛(五味)이 느껴진다고 해서 오미자라고 한다. 과육에서는 단맛과 신맛, 씨에서는 매운맛과 쓴맛, 짠맛이 나며, 전체적인 맛은 신맛이다.

오미자는 요실금을 개선하며 소변을 자주 보는 증상과 여성의 대하증(帶下症)을 치료한다. 또한 오미자는 남성의 정력을 강화하는 효능이 있어 남성불임, 발기부전 등에도 사용한다. 이러한 효능은 오미자의 신맛이 조직을 수축시켜 비정상적으로 배출되는 것을 막아주기 때문이다. 오미자는 노인의 만성기침과 몸이 약해져서 나는 헛땀, 식은땀에도 효과가 좋다.

열과 기운을 불어넣는 인삼

인삼은 원기(元氣)를 보강하는 힘이 좋은 약초이다. 따라서 큰 질병 때문에 몸이 극도로 쇠약해진 경우, 수술 이후에 회복이 더디게 되는 경우, 노화로 인해 몸이 약해진 경우에 사용하면 좋은 효과를 얻는다. 증상으로는 기운이 없고 호흡이 얕으며, 목소리에 힘이 없어서 잘 들리지 않고, 조금만 움직여도 식은땀이 날 때 인삼은 최고의 약이다.

인삼은 소화력이 약한 경우에도 사용한다. 원기(元氣)가 부족해지면 소화기능이 저하되는 것은 당연지사. 그래서 만성질환을 앓고 있거나 노쇠한 사람은 식욕부진, 소화불량, 사지권태, 체중감소 등의 증상이 나타난다. 이 경우 인삼은 원기를 보충하면서 약해진 위장을 튼튼하게 하는 역할을 한다.

소화를 촉진하는 목향

목향(木香)의 이름에서 알 수 있듯이 향기가 아주 좋은 약초이다. 향기는 항스트레스작용이 좋아서 향기가 있는 약초는 대부분 스트레스성 질환에 사용하는 경향이 강하다. 특히 위장장애에 사용하는 경우가 많은데, 스트레스를 받았을 때 가장 많은 영향을 받는 곳이 위장이기 때문이다. 목향은 위장의 운동을 조절하여 소화를 돕는 역할을 한다.

연령고본단은 몸이 약해진 사람에게 사용하는 처방인데, 몸이 약해지면 위장기능도 약해지므로 보약만 사용하는 것이 아니라 목향처럼 소화를 촉진하는 약초도 사용해야 한다. 밥을 먹은 다음에 소화가 잘 되도록 숭늉이나 보리차를 마시는 것과 같은 이치이다.

신경쇠약증에 좋은 백자인

백자인은 측백나무의 씨앗이다. 백자인을 먹어보면 마치 잣처럼 느껴지는데, 그만큼 몸을 보(補)하는 효능이 좋다. 특히 신경쇠약증이나 불면증에 효과가 좋다. 만성적인 불면증으로 잠이 잘 오지 않고 잠에서 쉽게 깨며 꿈을 많이 꾸는 증상이 있을 때 백자인을 장기간 복용하면 좋고, 오래 복용해도 부작용이 없다.

백자인은 본초강목에 상품(上品)의 자양약(滋養藥)으로 설명되어 있고 노화를 방지하는 효능이 좋아서 구기자, 하수오 등과 함께 환으로 만들어 먹으면 좋다. 특히 백자인에는 잣처럼 기름이 많아서 몸이 약해져서 대변이 잘 나오지 않는 사람에게 사용해도 좋다.

요강을 엎어놓은 복분자

복분자는 항피로제 및 정력제로 알려져 있는 약초이며, 신기(腎氣)를 보충하는 효능이 좋다. 신기는 기초체력, 또는 면역력이라고 할 수 있는데, 기초체력이 떨어졌을 때 가장 크게 영향을 받는 곳은 남녀를 불문하고 생식기이다. 생식기는 번식을 위한 기관이지 개체의 생명유지에 직접적으로 관련이 없기에 몸이 약해졌을 때 그 영향을 가장 크게 받는다. 그래서 신기가 약해지면 남성의 경우 조루나 발기부전이 나타난다. 또한 신기가 약하면 남녀 모두 불임의 가능성이 높아진다. 따라서 보약에 복분자를 넣어 사용하면 조루나 발기부전, 불임에 좋은 효과를 얻을 수 있다.

몸을 보(補)하는 이뇨제 차전자

차전자는 질경이의 씨앗이다. 차전자는 이뇨작용이 좋아서 방광염, 요도염, 신장염, 전립선염, 요로결석 등으로 소변이 시원하게 나오지 않고, 소변에서 피가 섞여 나오거나 소변이 막혀서 잘 나오지 않을 때 두루 사용한다. 특히 이뇨작용이 있는 약초 중에서도 기력을 소모시키는 작용이 약하여 주로 노인이나 허약한 사람에게 적합하다. 동의보감에서 '차전자는 음(陰)을 강하게 하고 정(精)을 보익(補益)하니 자식을 가질 수 있다'고 하였는데, 이는 다른 이뇨제와 달리 차전자는 몸을 보하는 효능을 지니고 있다는 뜻이다.

허열(虛熱)을 개선하는 지골피

지골피는 구기자나무의 뿌리껍질이다. 구기자나무는 1월에 뿌리를 캐서 2월에 달여 먹고, 3월에 줄기를 잘라서 4월에 달여 먹고, 5월에 잎을 따서 6월에 차로 끓여 마시고, 7월에 꽃을 따서 8월에 달여 먹고, 9월에 과실을 따서 10월에 먹는다는 말이 있다. 이처럼 구기자나무 전체를 약으로 사용할 수 있는데, 그 중에서 뿌리껍질(지골피)은 허열(虛熱)을 완화시키는 효능이 좋다. 과로나 질병 때문에 몸이 극도로 쇠약해지면 허열이 생기는데, 속된 말로 뼛골이 쑤신다고 할 때 지골피를 사용한다.

식물성 각성제 석창포

석창포는 각성(覺醒)시키는 효능이 있는 약초이다. 석창포의 각성효과는 뇌에 쌓인 담(痰)을 없애주는 결과로 나타난다. 집중하여 오랫동안 신경을 쓰면 뇌가 과열되고 유무형의 노폐물이 쌓여 사고(思考)가 둔해지는 현상이 나타나는데, 한의학에서는 이러한 노폐물을 담(痰)이라고 한다. 석창포는 담이 쌓여 뇌가 막혔을 때(뇌의 기능이 떨어진다는 표현) 뚫어주는 역할을 한다. 석창포가 수험생이 복용하는 총명탕의 주요한 재료로 쓰이는 것도 이러한 효능 때문이다.

속을 따뜻하게 하는 천초

초피나무의 열매껍질을 천초라고 한다. 천초는 맛이 아주 맵고 성질이 따뜻하기 때문에 위장기능이 약해져서 소화가 되지 않을 때 사용하면 좋다. 위장의 운동을 활발하게 하는 효능이 있어서 입맛이 없을 때, 신경성 소화불량이 있을 때도 효과가 좋다. 연령고본단을 복용하는 사람은 대체로 몸이 약해져 있기 때문에 위장기능이 떨어져 있을 가능성이 높은데, 천초가 연령고본단에 포함된 이유도 약해진 몸을 보(補)하는 것이 아니라 약해진 위장을 움직여 식욕을 돋우기 위함이다. 식욕이 좋아지면 역으로 몸이 회복될 가능성은 높아진다.

지력(智力)을 강화하는 원지

원지는 신경을 안정시키고 지력(智力)을 강화하는 약초이다. 약성이 평이하여 장기간 투여해도 부작용이 없고, 체력이 약한 사람에게는 보약과 함께 사용하면 효과적이다. 연령고본단은 대체로 보약으로 이루어져 있고 여기에 원지가 들어가기 때문에 몸이 약한 사람의 불면증, 신경쇠약증 등에 연령고본단을 사용하면 좋다.

소아의 지능이 떨어지는 경우에도 원지를 사용한다. 일반인들에게 많이 알려진 총명탕에 원지가 포함되는 이유도 이러한 효능 때문이다. 원지는 기억력이 떨어지고, 주의력이 산만하고, 이해력이 떨어지는 등의 증상이 있을 때 신체상태에 맞는 약초와 함께 사용하면 이러한 증상을 개선하는 데 많은 도움이 된다.

모든 약을 조화롭게 하는 감초

감초의 다른 이름은 국로(國老)이다. 국로(國老)는 국가의 원로, 즉 감초는 약초 중의 원로라는 뜻이다. 감초는 성질이 완화하여 급박(急迫)한 상태를 해소시킨다. 열(熱)이 많은 약초와 함께 사용하면 열성(熱性)을 완화시키고, 차가운(寒) 약초와 함께 사용하면 한성(寒性)을 완화시킨다. 그리고 여러 약초와 함께 사용했을 때 약초들 간의 성질을 조화롭게 만들고, 독성이 있는 약초의 독을 해독하므로 국로(國老)라고 한 것이다. 이처럼 완급을 조절하고 서로 융화되게 하며, 독성을 없애는 성질 때문에 모든 처방에 사용되므로 '약방의 감초'라는 말이 생겼다.

소변을 잘 나오게 하는 택사

택사는 연못(澤)의 물을 모두 쏟아버린다(瀉)는 뜻으로, 신장과 방광을 연못으로 보고 소변을 물로 보았다. 즉, 몸에서 물을 빼낼 때 사용하는 약초이다. 택사의 효능에 대하여 동의보감은 다음과 같이 설명한다. '습병(濕病)을 없애는 성약(聖藥)으로서 그 효능은 오줌을 잘 나오게 하는 데 뛰어나다' '신장의 사수(邪水)를 쳐내어 소변으로 나가게 하는 데 빠른 약이다. 그러므로 수병(水病)과 습종(濕腫)의 영단(靈丹;신령스러운 효험이 있는 영약)이자, 소변이 뚝뚝 떨어지는 것에는 선약(仙藥)이다'

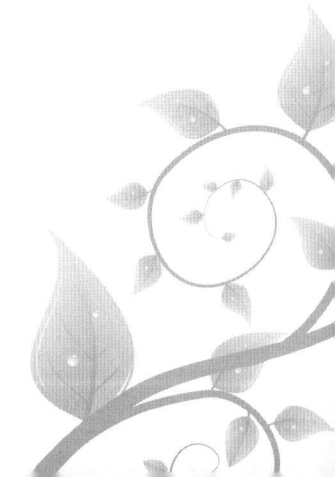

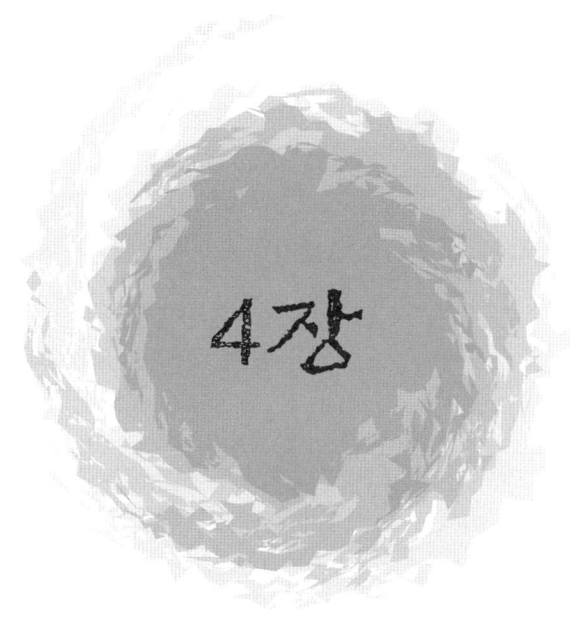

4장

연령고본단 Q&A

교수님! 연령고본단은 얼마나 복용해야 효과가 있나요?

답변 어떤 약이든지 복용하는 사람의 몸상태와 질병의 경중에 따라 복용기간은 달라집니다. 연령고본단은 급성질환이 아니라 만성질환, 퇴행성질환에 적합한 약이므로 단기간 복용하는 것은 맞지 않습니다. 최소 한 달, 길게는 6개월 이상 꾸준하게 복용해야 원하는 효과를 얻을 수 있을 것입니다.

약해진 체력을 강화하고 면역력을 높이는 것은 생각처럼 쉽지 않습니다. 질병을 앓았거나 장기간 과로를 한 사람이라면 더욱 그렇습니다. 적절한 섭생과 휴식을 취하면서 연령고본단을 복용하면 그 어떤 약을 복용하는 것보다 큰 유익을 얻을 것입니다.

체력강화를 위한다면 1~3개월 복용을 권합니다.
성기능강화를 원한다면 1~6개월 복용을 권합니다.
만성피로 개선을 원한다면 최소 1개월 복용을 권합니다.
전립선질환을 치료하려면 3~6개월 복용을 권합니다.
갱년기장애 개선을 위한다면 3개월 정도 복용해야 합니다.
수험생은 집중력이 떨어지거나 피로감이 심할 때 복용하면 됩니다.
허리와 무릎이 아픈 사람은 3~6개월 복용을 권합니다.
시력이 약한 사람은 3개월 이상 복용을 권합니다.

건망증 개선을 원한다면 1~6개월 복용을 권합니다.
불임증을 치료하려면 6개월 정도 복용해야 합니다.

이외에도 체력과 면역력이 저하되어 생기는 각종 질환에 연령고본단을 꾸준히 복용하면 좋습니다.

교수님! 하루에 몇 번 복용해야 하나요?

답변 약을 복용하면 몸에 흡수되어 약효를 나타내는 시간이 있습니다. 약의 종류에 따라 차이가 있지만 보통 8시간 정도 효과를 나타냅니다. 그래서 하루에 세 번 일정한 시간에 복용해야 합니다. 연령고본단도 하루에 세 번 복용하는 것이 좋습니다. 하지만 바쁜 일상에서 복용하는 것을 잊어버리는 경우가 있는데, 최소한 하루에 두 번은 복용해야 기대하는 효과를 얻을 수 있습니다. 몸 상태가 좋지 않다면 하루에 세 번 이상 복용해도 괜찮습니다.

하루에 최소한 2번 이상 복용하는 것이 좋습니다.

교수님! 다른 약과 함께 복용해도 되나요?

답변 약이 몸안으로 흡수되면 간에서 일차적인 해독과정을 거치게 됩니다. 따라서 한번에 복용하는 약의 양이 많을 때는 간에 무리가 될 수 있습니다. 수면제를 1~2알 먹는 것은 보통 문제가 없지만 한번에 10알 이상 복용하면 생명을 잃을 수도 있는 것처럼, 어떤 약이든지 과량 복용하는 것은 피해야 합니다.

다른 약을 복용하는 동일한 시간에 연령고본단을 복용하는 것은 약을 과량 복용하는 것입니다. 예를 들어 감기약을 복용하고 1시간 이내에 연령고본단을 복용하는 것은 간에 무리를 줄 수 있습니다. 다른 약과 연령고본단을 함께 복용해야 한다면 최소한 2시간 정도 간격을 두고 복용해야 합니다.

다른 약을 복용하고 2시간이 지난 이후에 연령고본단을 복용하는 것은 괜찮습니다.

교수님! 연령고본단을 복용하면서 피해야 할 음식이 있나요?

답변 연령고본단은 기초체력을 강화하는 약입니다. 따라서 과로와 과음처럼 체력을 약화시키는 행동을 피해야 하며, 지방이 많은 고기처럼 소화하기 어려운 음식을 피해야 합니다. 아이스크림처럼 차가운 음식은 약의 흡수를 방해하기 때문에 자제하는 것이 좋습니다. 동의보감의 설명에서는 연령고본단을 복용하면서 파, 마늘처럼 매운 음식을 먹지 말라는 말이 나옵니다. 매운 음식을 적당히 먹으면 소화를 돕고 혈액순환을 촉진하기 때문에 이로울 수 있지만 과다하게 섭취하면 기력을 소모시키는 원인이 될 수 있기 때문입니다. 따라서 연령고본단을 복용하는 동안에는 매운 음식도 절제하는 것이 좋습니다.

지방이 많은 고기, 차가운 음식, 매운 음식을 피해야 합니다.

교수님! 연령고본단을 아이들이 먹어도 되나요?

답변 연령고본단은 노화를 예방하고 기초체력을 강화하는 약입니다. 따라서 아이들에게 적합한 약은 아닙니다. 현대의 아이들은 약하게 태어나는 경우가 적을 뿐 아니라 성장하는 동안에도 영양상태가 좋기 때문에 연령고본단을 먹여야할 아이들은 거의 없습니다. 단, 체력이 약해진 수험생에게는 추천할 수 있습니다. 아무리 젊더라도 과로는 몸에 악영향을 주기 때문에 체력을 강화하는 연령고본단이 필요할 수 있습니다.

어린 아이들에게는 적합하지 않지만 체력이 약해진 수험생에게는 추천합니다.

교수님! 연령고본단을 여자가 먹어도 되나요?

답변 양약의 발기부전 개선제가 나오기 전까지 연령고본단은 남성 정력제로 유명세를 떨쳤습니다. 그래서 남자들의 전유물로 인식되는 경향이 있는데 잘못된 생각이죠. 동의보감과 방약합편에서 연령고본단을 설명하는 구절을 보면 여성의 불임증, 하복부가 차가운 증상, 건망증 등 여성에게 자주 사용하는 약이었다는 것을 알 수 있습니다. 또한 성기능을 강화하기 위한 목적으로 사용할 때도 남성에게만 해당되는 것은 절대 아닙니다. 여성 또한 성기능이 약해질 수 있으며 연령고본단은 여성에게도 효과적인 약입니다.

연령고본단은 부부가 함께 복용해야 더 좋은 효과가 나타납니다.

교수님! 연령고본단이 맞지 않는 사람도 있나요?

답변 선천적으로 약하게 태어난 부위가 있고, 살아가면서 약해진 부위도 있기 때문에 약을 복용할 때는 복용하는 사람의 몸 상태를 살펴야 합니다. 그렇지 않으면 아무리 좋은 약이라도 불편한 증상이 나타날 수 있습니다. 성인을 기준으로 할 때 연령고본단이 맞지 않는 사람은 많지 않습니다. 하지만 소화력이 약한 사람은 소화불량이나 설사를 경험할 수도 있으니 주의해야 합니다. 물론 소화불량과 설사가 나타난다고 해서 효과가 없는 것은 아니므로 복용시간이나 복용횟수를 조절하면서 계속 복용할 것을 권합니다.

소화불량과 설사가 있을 수 있는데, 이럴 때는 복용횟수와 복용시간을 조절해야 합니다.

교수님! 공진단과 어떻게 달라요?

답변 공진단을 만드는 약초는 녹용, 당귀, 산수유, 사향입니다. 구성하는 약초가 적은데 비하여 가격이 비싼 이유는 사향 때문입니다. 한의학에서는 사향을 개규약(開竅藥)이라고 합니다. 개규약은 막힌 곳을 뚫는 약으로 녹용, 당귀, 산수유의 효능을 몸 구석구석으로 전달하는 역할을 합니다. 옛날에는 선천적으로 약하게 태어난 아이들이 많았고, 태어난 후에도 영양상태가 좋지 않았기 때문에 어린아이조차 기혈(氣血)의 흐름이 좋지 않은 경우가 있었는데, 이럴 때 사향이 기혈의 흐름을 원활하게 만들어줍니다. 즉, 공진단은 선천적으로 약하게 태어난 아이들의 성장을 돕는 약입니다.

요즘 공진단은 어른 아이 모두에게 좋은 약으로 인식되어 있습니다. 그러나 공진단이 누구에게나 맞는 것은 아닙니다. 공진단을 만드는 약초 중에서 당귀는 혈액을 만드는 역할을 하고, 녹용은 열을 더해주며, 산수유는 혈액과 열이 몸 밖으로 새는 것을 막습니다. 그리고 사향은 앞서 설명한 대로 당귀, 녹용, 산수유의 효능이 몸 전체로 전달되게 합니다. 한마디로 공진단은 몸이 약한 아이나 성인에게 급히 혈액과 열을 더해주는 약입니다. 따라서 당장 기운이 없고 몸이 약할 때 공진단을 복용하면 반짝 효과가 나타나지만 오래가는 것은 아닙니다.

반면 연령고본단은 기초체력을 강화하고 면역력을 향상시키는 약입니다. 장기적으로 약해진 체력을 기르고 면역력을 강화하기 위한다면 연령고본단이 보다 적합한 약입니다.

특히 나이가 들거나 질병에 걸리면 기초체력이 떨어지는 것이 문제이므로 공진단보다는 연령고본단이 더 좋습니다. 또한 연령고본단은 체력을 길러줄 뿐 아니라 소화를 촉진하고 근육과 뼈를 강화하며 기억력과 집중력을 향상시키므로 폭넓게 활용할 수 있다는 장점이 있습니다.

기초체력과 면역력 강화에는 연령고본단이 더 좋습니다.

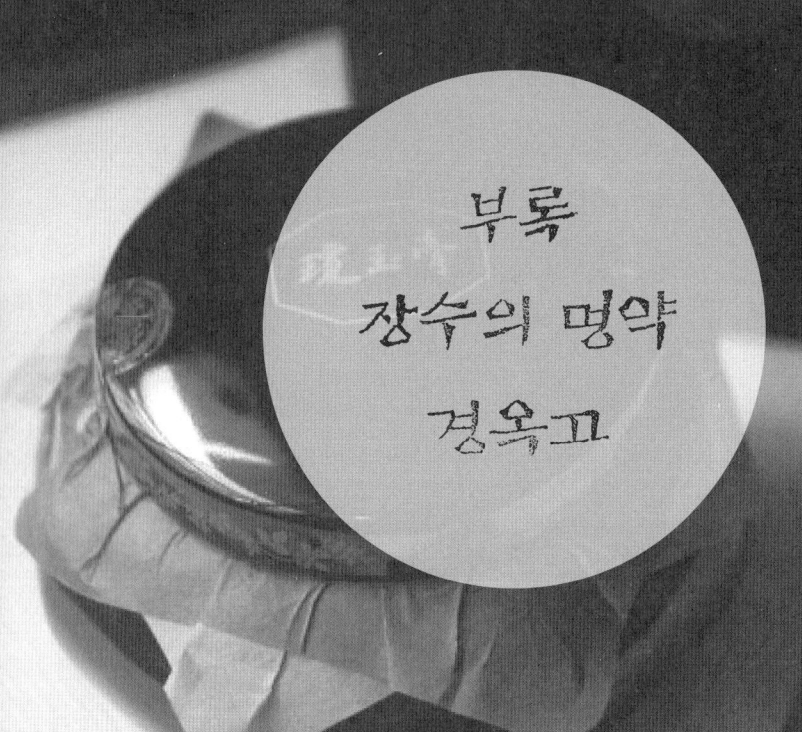

부록
장수의 명약
경옥고

동의보감에 언급된 경옥고

塡精補髓진정보수 調眞養性조진양성 返老還童반노환동 補百損보백손 除百病제백병 萬神俱足만신구족 五藏盈溢오장영일 髮白復黑齒落更生발백부흑치락갱생 行如奔馬행여분마 日進數服일진수복 終日不飢渴종일불기갈 功效不可盡述공효불가진술. 一料分五劑일료분오제 可救癱瘓五人가구탄탄오인 一料分十劑일료분십제 可救勞瘵十人가구노채십인 若二十七歲약이십칠세 服起복기 壽可至三百六十수가지삼백육십 若六十四歲약육십사세 服起복기 壽可至五百年수가지오백년.

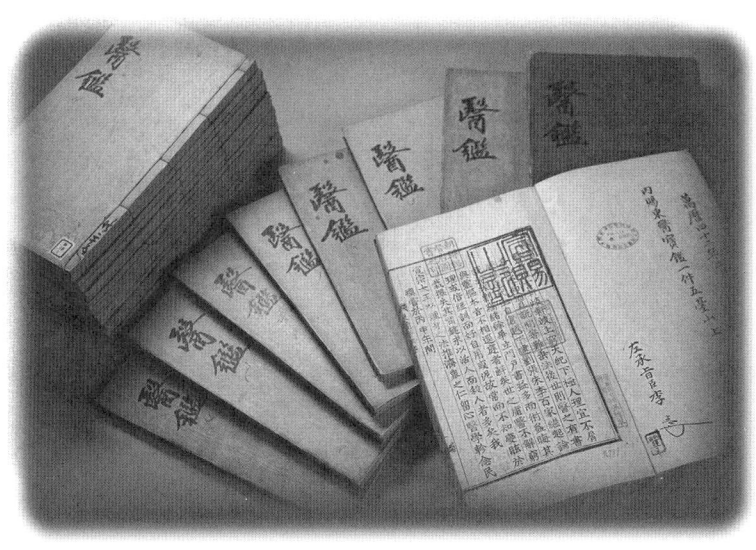

회춘의 묘약 연령고본단

경옥고에 대한 동의보감의 글을 해석하면 다음과 같다.

填精補髓 調眞養性

정과 수를 보하고 참된 성(性)을 기른다.

返老還童 補百損 除百病

노인을 아이로 돌아오게 하고 모든 허손을 보하고 모든 병을 없앤다.

萬神俱足 五藏盈溢 髮白復黑齒落更生 行如奔馬

정신이 좋아지고 오장의 기가 넘쳐 백발이 검게 되고 치아가 다시 나며 달리는 말처럼 활동하게 된다.

日進數服 終日不飢渴 功效不可盡述

하루에 두어 번 먹으면 하루 종일 배고프거나 갈증이 나지 않으니 그 효과를 이루 다 말할 수 없다.

一料分五劑 可救癱瘓五人

이 약을 5제로 나누면 반신불수 환자 5명을 치료할 수 있다.

一料分十劑 可救勞瘵十人

이 약을 10제로 나누면 노채 환자 10명을 치료할 수 있다.

若二十七歲 服起 壽可至三百六十

만약 27년 동안 먹으면 360살까지 살 수 있고

若六十四歲 服起 壽可至五百年

만약 64년 동안 먹으면 500살까지 살 수 있다.

경옥고는 어떤 효능이 있을까?

동의보감을 펼쳤을 때 가장 먼저 설명되는 것은 침과 뜸이 아니라 사람이 어떻게 만들어지고 어떻게 해야 건강하게 오래 살 수 있는가에 대한 것, 즉 건강수련법에 대한 것이다. 요즘 말로 표현하면 '웰빙생활'에 대한 조건을 설명하고 있는 것이다. 그리고 그 설명의 끝자락에 건강하게 오래 사는 데 필요한 처방이 등장하는데, 그 중에 가장 먼저 소개되는 처방이 경옥고다.

경옥고를 한마디로 표현하라면 "기운을 나게 하는 보약" "면역력을 높이는 보약"이라고 할 수 있다. 나이가 들어서 기력이 약해지고 면역력이 떨어지면 감염성 질병에 걸리기 쉽고, 기온차가 심하지 않아도 감기에 걸릴 수 있다. 이것은 웰빙생활을 실천하는 것과 관계없이 나이가 들면서 찾아오는 노화의 결과이다. 특히 옛날 조상들이 살았던 시대는 지금처럼 먹을 것이 충분하지 못했고, 추위와 더위에 대한 방어가 약한 가옥구조였기 때문에 나이가 들면 노화에 따른 증상이 여실히 들어날 수밖에 없었다.

따라서 정수(精髓; 생리활성물질)를 불려주고 원기를 보충할 수 있는 약이 필요했는데, 으뜸이 되는 약이 경옥고이다. 약의 효능이 기대치에 미치지 않으면 역사 속으로 사라졌겠지만 경옥고는 몇 백년 동안 그 효능과 가치가 입증되어 지금까지 이어지고 있다. 경옥고의 효능을 역사가 인정하고 있는 셈이다.

지금도 경옥고는 대중들에게 많이 알려져 있을 만큼 친숙한 보약이다. 한의약을 전공하는 학생들은 물론이고 환자를 치료하는 임상가, 옛 처방을 먹기 좋게 제형을 변화시켜 출시하는 제약회사에 이르기까지 경옥고를 만들고 있다. 효과가 없는데도 전통을 지키는 신념으로 힘들여 만드는 것일까? 절대 그렇지 않다. 경옥고는 기운을 나게 하는 효능, 면역력을 높이는 효능이 그 어떤 약보다 빠르고 분명하다. 또한 경옥고는 적혈구의 생성을 촉진하여 빈혈을 개선하고, 추위를 이겨내는 힘을 더해주며, 약해진 위장과 기관지를 강화하는 효능이 좋은 약이다. 더구나 체질에 상관없이 복용해도 되는 매우 안전한 약이다.

경옥고는 누가 먹어야 할까?

■ 갑자기 기력이 떨어진 사람

경옥고는 과로와 노화, 질병 때문에 기력이 갑자기 떨어졌을 때 복용하면 아주 좋다. 나라가 어려워지면 외국에서 급하게 돈을 빌려서 급한 불을 꺼야 하는 것처럼 경옥고를 복용하면 신속하게 기력을 회복시키는 데 도움이 된다.

■ 쉽게 피로감을 느끼는 사람

경옥고는 간허(肝虛)에 사용하는 약으로 분류된다. 간의 기능이 약해진 것을 간허(肝虛)라고 하는데, 간기능이 약해지면 가장 먼저 나타나는 증상이 쉽게 피로감을 느끼는 것이다. 간은 신체에 필요한 물질을 만들고, 몸안에 있는 독성 물질을 해독하는 역할을 하기 때문에 간기능이 약해지면 피로감이 나타난다. 경옥고는 간의 기능을 높이는 역할을 하므로 쉽게 피로감을 느끼는 사람에게 매우 좋은 보약이다.

■ 만성피로에 시달리는 사람

경옥고를 복용하는 사람들이 이구동성으로 하는 말은 만성피로감이 개선되었다는 것이다. 경옥고에 들어가는 인삼과 꿀은 신진대사를 촉진하는 효능이 아주 좋고, 생지황은 생리활성물질을 활성화시키는 효능이 있어서 경옥고를 복용하면 급성피로감은 물론 만성피로감이 개선되는 효과를 얻을 수 있다.

■ 추위를 많이 타는 사람

경옥고를 장기간 복용하면 추위에 강해진다. 추위를 탄다는 것은 신체의 기능이 약해졌다는 뜻인데, 경옥고는 면역력을 높이고 신체의 기능을 향상시키는 효능이 좋아서 경옥고를 장기간 복용하면 추위에 대한 저항력이 강해진다.

■ 빈혈이 있는 사람

한의학에서는 기(氣)가 혈(血)을 이끈다고 말한다. 기운이 없으면 혈액이 잘 생성되지 않을 뿐더러, 혈액이 생성되더라도 기운이 없으면 혈액이 잘 돌지 못한다는 뜻이다. 즉 빈혈은 철분처럼 특정 영양소가 부족해졌을 때만 생기는 것이 아니다. 경옥고는 평소 기운이 없고 쉽게 피로감을 느끼는 사람에게 나타나는 빈혈증상에 매우 적합한 약이다.

■ 신경쇠약증에 빠진 사람

정신적인 과로나 신체적인 과로 때문에 쉽게 피로감을 느끼고 사소한 자극에도 예민하게 반응하는 등 정신적으로 불안정한 증상이 나타나거나 집중력이 떨어지고 불면증과 두통 등이 나타나는 것을 신경쇠약증이라고 한다. 원인이 무엇이든지 신경쇠약증이 심해지는 이유는 몸이 약해졌기 때문인데, 이때 경옥고를 복용하면 큰 효과를 얻을 수 있다.

■ 만성 소모성질병을 앓고 있는 사람

오랫동안 질병을 앓으면 면역력이 떨어져서 쉽게 감염증이 생기고, 염증이 생겨도 잘 낫지 않는 등 앓고 있는 질병과 상관없는 증상 때문에 고생하는 경우가 많다. 그리고 해당 질병을 치료하는 약을 복용해도 내성이 생겨 효과가 떨어지는 현상도 생길 수 있다. 이럴 때는 경옥고처럼 면역력을 높여주는 약을 복용하는 것이 좋다.

■ 만성 위장병으로 고생하는 사람

몸이 약해졌을 때 그 영향을 가장 크게 받는 곳은 위장이다. 몹시 피곤하거나 감기에 걸렸을 때 입맛이 없어지는 것을 보면 알 수 있다. 나이가 들어 몸이 쇠약해졌을 때도 자연스럽게 위장기능이 약해지는데, 이럴 때 경옥고를 복용하면 매우 좋다. 경옥고에는 직접적으로 위장기능을 강화하는 약초가 들어있지 않지만 경옥고를 복용하여 기력이 회복되면 위장기능이 저절로 좋아지기 때문이다.

■ 기관지와 폐가 약한 사람

질병을 앓거나 나이가 들면 기관지와 폐가 약해져서 고생하게 된다. 오장육부 중에서 외부와 직접적으로 연결되는 곳은 폐가 유일하다. 이는 몸이 약해졌을 때 폐질환이 자주 생기는 이유이기도 하다. 경옥고는 몸에 기력을 더해주고 면역력을 높여주기 때문에 장기간 경옥고를 복용하면 외부의 온도차나 자극에 대한 저항력이 강해진다. 더구나 경옥고는 직접적으로 기관지와 폐의 기능을 강화시키는 효능이 있어 기관지와 폐가 약한 사람에게 매우 좋은 약이다.

■ 만성비염이 있는 사람

현대의학에서도 비염의 원인을 명확하게 밝히지 못하는 실정이다. 몇몇

알러지원을 지목하고 있지만 결국은 비염이 있는 사람의 건강상태가 문제이지 알러지원을 원인으로 볼 수는 없다. 경옥고를 복용한 사람들 중에 비염이 호전되는 경우가 종종 있는데, 이는 경옥고를 복용한 이후 면역력이 높아져서 알러지원에 대한 민감성이 약해졌기 때문이다.

■ 항암치료를 받은 사람

항암치료를 받으면 몸이 극도로 쇠약해진다. 의사들은 한약을 먹지 말고 단백질이 많은 고기를 많이 먹으라고 하는데, 경옥고는 독성이 강한 항암치료에 비하면 차라리 음식이라고 해도 될 만큼 안전한 약이기 때문에 암환자에게 전혀 해가 없다. 더구나 경옥고는 항암치료 때문에 약해져 있는 면역력을 높여주므로 암환자에게는 아주 좋은 약이다.

■ 피로감이 심한 수험생

경옥고는 몸이 약한 사람, 나이가 든 사람에게 적합한 약이지만 수험생활 때문에 지치고 피로감을 느끼는 학생에게도 효과가 좋다. 몸이 지쳐있고 피로감이 심하면 집중력이 떨어져서 학습의 효율이 떨어지는데, 이때 경옥고를 복용하면 피로감이 해소되면서 집중력도 좋아진다.

■ 과음을 하는 사람

경옥고를 복용하면 술이 덜 취한다고 말하는 이들이 있다. 본래 경옥고는 술과 연관이 없지만 경옥고가 간의 해독력을 강화시키기 때문에 술이 덜 취한다고 말하는 것이다. 그만큼 경옥고가 간의 기능을 향상시킨다는 뜻이기도 하다.

경옥고를 만드는 약초

경옥고를 만드는 약초는 4가지이다. 9가지 약초로 구성된 쌍화탕, 10가지 약초로 구성된 십전대보탕을 비롯하여 더 많은 약초로 구성된 처방에 비하면 너무 단순하다. 그래서 효과를 의심하는 사람이 있을 수 있는데, 이렇게 생각하면 어떨까. 음식의 종류가 다양한 뷔페에서 식사를 하는 것과 서너가지 반찬만으로 식사를 하는 것 중에서 어떤 것이 건강에 좋을까?

물론 이것은 우문(愚問)이다. 질병과 사람에 따라 약초의 숫자는 달라질 수 있기 때문이다. 그런데 필자가 강조하는 것은 약초의 숫자가 적더라도 효과가 나타난다는 것, 그리고 어떤 경우에는 그것이 보다 효과적인 방법이라는 것이다. 약초의 숫자가 적으면 그만큼 많은 양을 복용할 수 있고, 그러면 해당 약초의 효능이 강하게 나타난다. 이것은 분명한 장점이다. 경옥고는 인삼, 복령, 생지황, 꿀의 효능이 강하게 나타나는 약인 것이다.

인삼

인삼은 원기(元氣)를 보강하는 힘이 좋은 약초이다. 따라서 큰 질병 때문에 몸이 극도로 쇠약해진 경우, 수술 이후에 회복이 더디게 되는 경우, 노화로 인해 몸이 약해진 경우에 사용하면 좋은 효과를 얻는다. 증상으로는 기운이 없고 호흡이 얕으며, 목소리에 힘이 없어서 잘 들리지 않고, 조금만 움직여도 식은땀이 날 때 인삼은 최고의 약이다.

독삼탕(獨蔘湯)이라는 처방이 있다. 이 처방에는 인삼 하나만 들어가는

데, 급성 출혈이나 심한 빈혈 때문에 의식이 없을 정도로 위급한 경우에 사용한다. 경옥고의 4가지 약초 중에 하나가 인삼이고 다른 처방에 비하여 비율적으로 많은 양이 들어가기 때문에 기력을 보강하는 경옥고의 효능은 좋을 수밖에 없다.

인삼은 소화력이 약한 경우에도 사용한다. 원기(元氣)가 부족해지면 소화기능이 저하되는 것은 당연지사. 그래서 만성질환을 앓고 있거나 노쇠한 사람은 식욕부진, 소화불량, 사지권태, 체중감소 등의 증상이 나타난다. 이 경우 인삼은 원기를 보충하면서 약해진 위장을 튼튼하게 하는 역할을 하는데, 경옥고가 만성 위장질환에 효과를 나타내는 것도 이와 연관이 있다.

생지황

지황의 생뿌리를 생지황이라고 하고, 말린 생지황을 시루에 넣고 9번 찌고 9번 말리는 과정을 거친 것을 숙지황이라고 한다. 경옥고를 만들 때는 생지황에서 즙을 내고, 그 즙에 5일간 열을 가해 중탕하기 때문에 생지황의 효과가 나타나는 것이 아니라 숙지황의 효과가 나타난다.

숙지황에는 영양분이 매우 풍부하다. 그래서 쌍화탕, 십전대보탕 등 대부분의 보약에 숙지황이 들어간다. 그런데 경옥고를 만들 때는 생지황의 즙을 이용하기 때문에 섬유질처럼 약효가 없는 부위가 없어서 영양분이 더 농축되어 있다. 그래서 경옥고는 쌍화탕이나 십전대보탕보다 영양분이 더 풍부한 약이라고 할 수 있다.

경옥고를 만들 때 가장 중요한 약초를 꼽으라면 단연코 생지황이다. 다른 약초도 중요하지만 생지황은 신선한 것을 사용해야 하기 때문이다. 가

을에 수확한 생지황을 저장했다가 1년 동안 사용하다보면 상한 것이 생길 수 있는데, 상한 것을 골라내지 않고 그냥 착즙하는 경우도 있으니 경옥고를 만들 때는 직접 생지황을 눈으로 확인하고 착즙을 해야 한다.

복령

 복령은 소나무 뿌리에 기생하는 버섯의 일종이다. 자연산 복령은 7월부터 다음해 3월 사이에 소나무 숲에서 채취하는데, 송이(松耳)가 자랄 수 있을 정도의 나이(30년)가 된 소나무 중에서 외상(外傷)이 있는 것에서 생긴다. 외상이 생기고 나서도 최소한 5~7년이 지나야 복령이 자랄 수 있다. 인공재배 한 것은 종균을 접종한 2년 후 7~8월 사이에 채취한다.

 복령은 수분대사를 원활하게 하는 효능이 있어 몸이 붓거나 요도염, 방광염 등이 있을 때 사용한다. 또한 복령은 위장을 튼튼하게 하고 신경을 안정시키는 효능이 있어 몸이 약한 사람에게 좋다. 수분대사에 관여하는 여러 약초 중에서 경옥고를 만들 때 복령을 사용하는 것도 몸이 약한 사람에게 잘 맞는 복령의 특징 때문이다.

 소나무에서는 피톤치드(phytoncide)가 분비된다. 이 물질은 식물이 병원균, 해충, 곰팡이에 저항하려고 분비하는 물질인데, 소나무 숲에서 삼림욕을 하면서 피톤치드를 마시면 스트레스가 해소되고 장과 심폐기능이 강화되는 효과를 얻을 수 있다. 부위가 다르더라도 하나의 약초에서는 유사한 효능이 있는 경우가 종종 있는데, 복령이 여기에 해당한다. 소나무에서 분비되는 피톤치드의 효능(신경을 안정시키고 위장을 튼튼하게 하는 효능)이 소나무 뿌리에 기생하는 복령에도 유사하게 나타나는 것이다.

소나무는 의리와 장수를 상징하고 송화(松花)의 꽃말은 불로장수이다. 이러한 의미는 복령의 효능에 그대로 나타난다. 복령을 장기간 복용하면 면역력이 높아져서 수명이 연장된다고 하는데, 선현들이 경옥고를 만들 때 복령을 포함시킨 것은 우연이 아니다.

꿀

고대 로마인들은 꿀을 하늘이 주는 이슬이라고 하였고, 동의보감에서는 "벌꿀은 오장육부를 편안하게 하고 기운을 돋우며, 비위를 보강하고 아픈 것을 멎게 하며 독을 풀 뿐 아니라, 온갖 약을 조화시키고 입이 헌 것을 치료하며 귀와 눈을 밝게 한다."고 하였다. 이처럼 꿀은 보약 중의 보약이다.

꿀의 성분은 밀원(蜜源)에 따라 차이가 있지만 과당이 47%, 포도당이 37% 정도인데, 이들은 소화와 흡수가 잘 되는 특징이 있다. 또한 0.2% 가량의 단백질과 무기질이 있고 비타민, 개미산, 유산, 사과산, 색소, 방향물질, 고무질, 왁스, 화분 등이 들어있다.

이처럼 꿀에는 사람에게 필요한 미네랄과 비타민이 듬뿍 들어 있어 피로회복에 좋고, 노화를 방지하며 정력을 돋우는 효과가 있다. 또한 면역력을 향상시키고 빈혈과 냉증을 개선하며 기관지를 보호하는 효능이 있어 성분과 효능 모두 완벽하다고 할 수 있다.

경옥고를 만드는 방법

 경옥고를 만드는 과정은 정성이 많이 들어갈 뿐 아니라 절대로 혼자서 만들 수 없을 만큼 힘이 든다. 재료 중에서 인삼과 복령은 곱게 가루를 내고, 생지황은 즙을 내야 하며, 꿀은 약한 불로 끓여야 한다. 모든 준비가 끝나면 이들을 섞어서 반죽을 하는데 기포가 생기지 않도록 반죽을 잘 해야 한다.

 반죽이 끝나면 미리 준비해 둔 항아리에 반죽을 넣고 중탕을 한다. 옛날에는 큰 가마솥에 항아리를 넣고 중탕을 했는데 밤낮으로 3일 동안 중탕을 하고, 3일이 지나면 가마솥에서 항아리를 꺼내어 우물물에 하룻동안 담가두었다. 그리고 다음날 먼저와 같은 방법으로 가마솥에 넣고 다시 하룻동안 중탕을 했다. 이렇게 총 5일이 걸리는데, 옛날에는 중탕하는 물의 온도를 일정하게 유지하기 위해 뽕나무장작을 이용했었다. 지금은 기계의 도움으로 수고를 덜게 되었으나 재료를 준비하고 반죽하는 과정, 5일간 숙성하는 과정에 여전히 정성이 들어가는 것은 분명하다. 쌍화탕이나 십전대보탕은 누구나 간단하게 달여서 복용하지만 경옥고는 상당한 노력과 정성이 들어가기 때문에 보약의 대명사가 되지 않았을까.

교수님! 연령고본단이 좋아요? 경옥고가 좋아요?

답변 동의보감에서는 경옥고와 연령고본단 모두 '병들지 않게 하면서 건강하고 오래 살게 하는 약'으로 소개합니다. 그래서 경옥고와 연령고본단은 모두 허손증(虛損證)에 사용합니다. 즉 약해진 면역력을 강화하여 각종 질병을 낫게 하는 공통적인 효능이 있습니다.

하지만 차이점도 있습니다. 경옥고는 곧바로 기운을 더해주는 효능이 좋아서 갑자기 피로감이 심해졌거나 급히 면역력을 강화해야 하는 경우에 적합합니다. 경옥고를 만드는 약초는 4가지에 불과하지만 그만큼 각각의 약초를 한번에 많이 복용하는 것이므로 이들 약초의 효능이 강하게 나타나기 때문이죠. 반면 연령고본단을 구성하는 약초는 20가지 이상이고 대부분 기초체력을 강화하는 데에 초점이 맞춰져 있어 장기간에 걸쳐 약해진 체력을 보강해야 하는 경우에는 연령고본단이 적합합니다. 두 처방의 특징을 서로 비교하면 다음과 같습니다.

- 연령고본단은 기초체력 강화에 초점을 둔 약입니다.
- 경옥고는 면역력 강화에 초점을 둔 약입니다.

- 연령고본단은 하체의 힘이 필요한 사람에게 좋은 약입니다.
- 경옥고는 급히 기력을 회복해야 하는 사람에게 좋은 약입니다.

- 연령고본단은 체력강화를 위해 먹는 약입니다.
- 경옥고는 기력회복을 위해 먹는 약입니다.

- 약을 먹고 힘(파워)을 써야 하는 사람이라면 연령고본단을 먹는 것이 좋습니다.
- 약을 먹고 급히 기운을 차려야 하는 사람이라면 경옥고를 먹는 것이 좋습니다.

- 예를 들어 수술한 이후에 급히 기력을 회복시켜야 한다면 경옥고를 먹어야 합니다.
- 하지만 지속적인 과로, 질병 때문에 체력이 방전되어 힘을 못 쓰는 경우에는 연령고본단을 먹어야 합니다.

- 나라가 어려워졌을 때 급히 원조를 받아서 급한 불을 끄는 방식의 약은 경옥고입니다.
- 나라가 어려워졌을 때 더디더라고 차근차근 국력을 길러주는 방식의 약은 연령고본단입니다.

　두 처방의 효과가 좋아서 누구나, 그리고 증상에 관계없이 복용해도 무방합니다. 그러나 위의 설명처럼 경옥고는 급히 기력을 회복시키는 효능이 좋고, 연령고본단은 기초체력을 다지는 효능이 좋기 때문에 복용하는 사람의 몸상태와 증상을 살펴 선택한다면 보다 큰 유익을 얻을 것입니다.